ステロイドと「患者の知」

アトピー性皮膚炎のエスノグラフィー

牛山美穂

新曜社

はじめに

息もできないぐらい痛かったし、何のために生きてるのかっていう感じだし。痛い、もう全身しびれて。手は動かせないし。でも寝れないし、すごい痛くて。ご飯自分で食べるのも最初はしんどいわけ。全部入れてもらうの、口の中に。本当に目も開かなかったし、テレビも見れないし、ただ本当に時間を1から100まで数えてとかいうのを繰り返す感じだよね。12時間ぐらい、気が狂うぐらい掻いて、そのあと12時間激痛みたいの繰り返してたの。寝る時間がないよね。本当大変だった。泣いても痛いじゃん。絶対に泣けないし。でもお母さんを見たら、私の姿見て泣くし。自分じゃ見えないけどすごい辛かったみたいだよね、パンパンでね。最初の24歳のときに、初めてリバウンドのすごい酷いのがきたときとか、お母さんが最初見たとき、家帰ってきて悲鳴上げて。自分が死んじゃったのかと思うぐらい。お母さんが、こんな姿になってとかいって泣きながら目のここら辺の傷をふくの。私、生きてんのかなとか思いながら。（麻美　28歳女性）

この語りは、アトピー性皮膚炎患者の麻美さん（28歳女性）が、過去の激しい症状の悪化について語った際のものである。通常、アトピー性皮膚炎というと、ただの軽い皮膚の湿疹と捉えられがちだが、実際のところ、アトピー性皮膚炎は、この語りにみられるほど壮絶な様相を呈することもある病気である。しかし、ここまでの症状の悪化は、ある特殊な状況によってしか生じない。それが、ステロイド外用薬の使用中止である。ステロイドとは、副腎皮質ホルモンで、炎症を抑える働きをする。[1] これを人工的に合成して皮膚に塗るようにしたものがステロイド外用薬である。ステロイドというと、錠剤として飲むステロイド内服薬と、皮膚に塗るステロイド外用薬と2種類のタイプがあるが、本書で特に断りなくステロイドと書く場合は、外用薬の方を指すものとする。現在のところ、アトピー性皮膚炎の根本的な治療法はない。そのため、普通の病院に行って行われる治療は、病気の原因を根本的に取り除くのではなく、症状のみを抑える対症療法である。アトピー性皮膚炎治療の場合、この対症療法の第一選択肢として、ステロイド外用薬が用いられる。そして、そのステロイド外用薬を長期間使用した後に、使用を中止すると、麻美さんのようなリバウンドと呼ばれる激しい症状の悪化が起こることがある。

麻美さんは、ステロイド外用薬の使用を中止すると、このようなリバウンドが起こるとわかっていて使用を中止し、前述の状態を経験した。なぜ、ここまでして彼女はステロイドを中止しようとしたのだろうか。

ステロイドがアトピー性皮膚炎治療に使用されるようになったのは、1952年のことである。この年、アメリカの皮膚科医マリオン・ザルツバーガーが、ステロイド外用薬を初めて皮膚疾患に応用し、アトピー性皮膚炎治療に有用だと報告した。日本ではその翌年からステロイドが厚生省（当時）で承認認可され、治療に用いられるようになった。初めてステロイドが世に出てきたとき、人々はその奇跡のような効力に喜び、副作用のことなど知らずに乱用した。日本では、ステロイドを塗ると化粧ノリがよくなるからといって、化粧の下地に使い続ける女性もいた。しかし、徐々に、ステロイドを使い続けると皮膚が委縮して薄くなる、多毛になる、酒さ様皮膚炎といって顔に赤いぶつぶつができるなどの副作用が起こることが知られるようになり、日本では１９９０年代頃から、ステロイドバッシングとともに「ステロイドは怖い」という情報が現れ始めた。さらに、患者の間では、しばらく塗っているうちにだんだんステロイドが効かなくなってくる、しかも、使用を中止すると、前述のような激しいリバウンドが起こることが広まり、ステロイドに対する忌避反応、ステロイドフォビアが見られるようになっていった。１９８０年代から９０年代にかけて、ステロイドフォビアが広まると同時に、日本では多くの民間医療が、「ステロイドの使用を中止すればアトピー性皮膚炎が治る」と謳い始め、「アトピービジネス」［竹原 2000］という言葉ができるほど、アトピー性皮膚炎をターゲットにした民間医療が興隆した。

麻美さんは、ある民間医療にかかり、「ステロイドの使用を中止すればアトピー性皮膚炎が治る」と言われてステロイドの使用を中止し、前述のリバウンドを耐え忍んでいたのである。本書が問いたいのは、このステロイドを嫌がる患者の態度が、社会や医療の現場で「非科学的行動」として捉えられるのか、それとも、「尊重すべき患者の選択」として捉えられるのか、という問いである。この数十年の間に、患者の捉え方は大きく変化してきている。それは、「患者の知」という考え方が注目されるようになったことが大きく影響を及ぼしている。従来、医師のもつ「専門知」が、医学の正統な知として位置づけられてきた。患者は、医師がもつこの「専門知」に基づき治療を施される必要があるため、医師は権威的な力を持ち、患者が盲目的にそれに従うという「パターナリスティック・モデル（父権主義的モデル）」が医師－患者関係の基本的なあり方だった。しかし、慢性疾患を患う患者の増加により、医学では治癒することのできない病気が次第に医療の主流を占めるようになってきた。これに伴い、専門知では治すことのできない病気を抱えた患者自身の経験が、より重要視されるようになった。ここから、患者の知を専門知とは異なる重要な知として見る視点が生まれてきた。

　こうした患者の知を尊重しようとした時に、一番問題となるのが、患者の治療に対する希望と医師の治療との間に食い違いが生じる場合である。患者の希望を優先すべきか、医師の持つ専門的な知識に基づいた治療がなされるべきか、この点で患者の知という考え方はいまだ葛藤の中にある。そして、ステロイドをめぐる問題は、まさにこの葛藤を中心に抱え込んだ事例といえる。ステロイドを使いたくないという患者の意見が尊重されるべきなのか、あるいは、ステロイドは怖がらずにきちんと使うべきだという医師の指導が優先されるべきなのか。そのどちらの見解を取るかによって、前述の麻美さんの事例も、「非科学的行動」と映るかもしれないし、「尊重すべき患者の選択」として映るかもしれない。

　実際のところ、ステロイドを恐れることが、科学的に正しいことなのか、そうでないのかという結論は出ていない。ステロイドを怖がる患者は、長期的に使用を続けるといつか薬が効かなくなったり、体にダメージを受けたりすることを恐れ、ステロイドの使用を中止する。ステロイドの使用を突然中止すれば、しばしばリバウンドが起こる。リバウンドがあまりにも酷く、学校や会社に行けなくなり社会から隔絶された状況に置かれてしまう人すらいる。リバウンドを数か月から数年耐えるうちに症状が軽快していく患者は多くいるが、必ずしも全員がそうなるという確証はない。一方、ステロイドを長期的に使用し続けたらどうなるかという実態についても、いまだ確固たるデータが出ているわけではない。重症のアトピー性皮膚炎患者は、20年、30年にわたってステロイドを使い続けなければならない状態に陥っているが、ステロイドの副作用についての治験[2]や調査は、筆者の知る限り最長でも3か月半程度しか行われていない

[Weitgasser and Yawalkar 1983]。患者が知りたいのは、ステロイドを数十年使い続けたら一体どうなるのかという点だが、そうした長期にわたるデータはまだ出ていない。

こうした状況下では、ステロイドを恐れることが、非合理的で誤ったことなのか、それとも合理的で正しい認識なのか、判断を下すことは難しい。しかし、あるいはだからこそ、「ステロイドは危険だ」とか「ステロイドは安全だ」という極端なメッセージが、患者の洗脳合戦のごとく行き交っている状況がある。確固としたデータやエビデンスがないからこそ、そうした強いメッセージに患者は惹かれ、安心しようとする。

本書では、こうした答えの出ない状況下で、どれだけ多様な考え方が存在して患者を取り囲んでいるかを描こうとするものである。筆者は日本とイギリスの両方で調査を行い、それぞれの文化のなかで、近代医療、民間医療、患者団体がそれぞれ異なる立場から患者を取り囲んでいる様子をみてきた。本書では、イギリスの事例と比較することで、日本における近代医療、民間医療、患者団体のあり方が、必ずしも普遍的なものではなく、ある程度日本の文化によって規定されているものであることを示したい。

本書の構成について述べたい。「第1章　アトピー性皮膚炎治療の問題とはなにか」では、医師‐患者関係や患者の知に関する先行研究を整理し、慢性疾患の増加とともに患者の物語に着目する視点が広がってきていることを示す。さらに、この流れとともに、患者の知が医師のもつ専門知とは異なる種類の知として、力を持ち始めている現状について解説する。

第2章から第6章にかけては、患者が向かう治療の場所について解説する。患者は病気になったとき、病気に対処するために病院に行くだけでなく、民間医療や患者団体など、さまざまな場所に足を運ぶ。

「第2章　患者を取り巻くさまざまなセクター」では、こうしたさまざまな場所を専門職セクター、民俗セクター、民間セクターという3つのセクターに分けて概説し、日本でもイギリスでも、患者は治療にあたって多様なセクターに取り囲まれていることを示す。「第3章　専門職セクター ―― 標準治療・近代医療」では、専門職セクターである近代医療の治療について説明する。日本でもイギリスでも、近代医療の治療は基本的には同じであり、アトピー性皮膚炎治療に関しては、ステロイドを中心とした対症療法が行われている。ただし、特に重症の患者に対しては、この対症療法が効果を発揮せず、徐々に薬が効かなくなっていく、リバウンドが起こるといった問題がある。「第4章　民俗セクター ―― 民間医療」では、日本とイギリスにおける民間医療のあり方について紹介する。民間医療とは、近代医療以外のすべての医療を指す言葉で、漢方、ホメオパシー、湯治療法などさまざまな種類の治療を含む。民間医療にはさまざまな種類が含まれるが、それでも、多くの治療は「副作用などの害がない印象を与える」「治る希望を与える」などの共通した特徴が見いだせる。なお、イギリスにも民間医療は存在するが、日本の民間医療のほうが種類も多く玉石混淆状態であるのに対して、イギリスのほうは広告規制などが進んでおり、民間医療は比較的統制された状態となっている。「第5章　中間カテゴリー ―― 脱ステロイド医」では、日本の脱ステロイド医と呼ばれる、ステロイドを使わない治療を行う医師について紹介する。ステロイドの副作用がメディアで騒がれた1990年代以降、ステロイドの使用を中止したがる患者が増え、そうした患者をサポートするように脱ステロイド医が登場した。ここでは、ステロイドを使わない治療がどのようなものか、患者の事例とともに紹介する。「第6章　民間セクター ―― 患者団体」では、日本の患者団体「アトピーフリーコム」、認定NPO法人「アトピッ子地球の子ネットワーク」、イギリスの患者団体「ナショナル・エクゼマ・ソサエティー」について紹介する。患者団体と一口にいっても、団体によって活動内容や目指すものはそれぞれ異なる。

「第7章『患者の知』をめぐって」では、前章までで紹介したさまざまな事例をもとに、科学的エビデンスと患者の知について考察する。問題となるのは、多くの患者の統計から導き出される科学的エビデンスは、必ずしもある一人の患者に対して有効だとは限らないということである。90％の人に有効な治療があったとしても、ある一人の患者はもしかしたらそれ以外の10％に当てはまるかもしれない。患者の関心は、自分の場合はどうなのかという個別的な問題にある。そのため、統計から導き出される科学的エビデンスという考え方と、個々人の患者の意見は、往々にしてすれ違う。患者の知を尊重した医療を実現したいと思えば、どの程度まで患者の個別性に合わせて治療を選択できるかという点が大きなポイントとなると考えられる。

また、患者の知は、医学の知を変革しようという方向性に向かうものもあれば、ローカル知や生活知と呼ばれるような、医学的な議論とはあまり関係のない方向性に向かうものまである。医師や科学者は、医学の知を変革するような科学的な知を重視するが、多くの患者はどうやって症状と付き合いながら仕事を続けるか、どういった食事が身体によいのか、といった生活に密着した知により強く関心を持つ。そのため、医療の中心で争われるような科学的知だけが重要な知だというわけではないということを認識しておかなければならない。

本書で行った調査の方法

日本におけるインタビューは、２００５年から２０１１年にかけて、男性12人、女性16人の計28人に対して行った。患者28人のうち、インタビュー時点でステロイドを使用した標準治療を行っていた人が13人、ステロイドの使用を中止していた人が８人おり、残りの７人は過去にステロイドの使用を中止した経験はあるが、インタビュー時にはステロイド使用を再開していた。

インタビューに協力してもらった人のうち、11人は認定ＮＰＯ法人「アトピッ子地球の子ネットワーク」の患者交流会やキャンプを通して知り合った。また、７人は患者団体「アトピックフリー」を通じて知り合い、その他10人は、筆者の知り合いや、その知り合いを通してアトピー性皮膚炎患者を紹介してもらうなどして、コンタクトを取りインタビューを行った。

本調査では、インタビュー対象者の約３分の２を、「アトピッ子地球の子ネットワーク」および「アトピーフリーコム」を通して得ているが、これは、こうした患者団体には、症状が重く、脱ステロイドを試みている患者が多く集まる傾向があるためである。本調査は、標準的なステロイド治療からこぼれ落ちてしまい、脱ステロイドを試みた人々を中心に追うものであるため、インタビュー対象者には偏りがあることを断っておきたい。

一方、イギリスでは、２００８年から２０１２年にかけて、日本に帰っていた期間を除けば合計で約２年９ヵ月間滞在し、２００８年から２０１１年にかけて、イギリス人７人に対するインタビューのほかに、日本人２人、オーストラリア人１人、ポーランド人１人、フィリピン人１人、バングラディッシュ人１人、国籍不明１人、に対してインタビューを行った。こうした国籍の多様性は、多様な国籍の人々が住むロンドンにて調査を行っていたことによる。インタビュー対象者のうちイギリス人４人は、患者団体「ナショナル・エクゼマ・ソサエティー」を通して、日本人２人、イギリス人２人は筆者の知人の紹介、その他は、ロンドンの掲示板サイトGumtreeを通して知り合った。筆者は、同掲示板にインタビューボランティア募集の広告を出し、それに返信をくれた人々に対してインタビューを行った。結果的に、Gumtreeを通じてインタビューを行った人々のうち、イギリス人１人を除いた５人は皆海外からイギリスに来た人々となった。

インタビューの方法は、日英ともに、13項目からなる質問票を事前に用意し、それにもとづいて質問しながら自由な語りも引き出すようにした（半構造化インタビュー）。質問のうちのもっとも大きな部分は、対象者のライフヒストリーを聞きとることであり、これにもっとも時間をかけた。インタビュー場所は、話し手の都合の良い場所（喫茶店や大学の教室、患者団体の事務所、自宅など）を選んでもらい、話し手が話をしやすい環境を作るよう留意した。インタビュー前には、インタビュー同意書にサインをもらい、録音の許可を得られた場合は録音をした。なお、録音を断られたのは1件のみで、それ以外はすべて録音の承諾を得た。インタビューは通常1回当たり1時間から1時間半ほどで、インタビュー後、録音したデータを文字起こしした。インタビューの回数は１人につき1回～4回であり、複数回のインタビューをしている人は、数年にわたって経過を追った。なお、プライバシーを配慮して、本書内での患者の個人名はすべて仮名としている。

目　次

装幀＝新曜社デザイン室

第1章　アトピー性皮膚炎治療の問題とはなにか

1　「疾患」から「病い」へ

1―1　変容する医師―患者関係

まず本調査の背景として、医師と患者がどのような力関係を築いてきたか、そして患者の知に注目する考えがどのように出てきたか、その歴史的な経緯を辿っておく必要がある。

アトピー性皮膚炎治療の現場で患者がステロイドの使用を避けようとすることを医師は問題視するが、こうした医師の態度の背後には、そもそも「患者は医師の指示を守るべきものだ」という暗黙の了解がある。この見解は、医師が患者に対して絶対的な権威をもつ「パターナリスティック・モデル（父権主義的モデル）」という医師―患者関係に基づくもので、この考え方のもとでは、医師は目上の人であり、患者の役割は「医師の指示に従うこと」となる。では、そもそも近代医療における「パターナリスティック・モデル」はどのように成立したのだろうか。実際のところ、医師がこのように絶対的な権力をもつようになった歴史は浅く、19世紀の近代医療の興隆以降である。それ以前は、医師の立場は患者に対して決して強いものではなく、むしろ医師が患者に対してへりくだるような態度すら見出された［児玉 1998: 9］。

中世イタリアの医療について研究を行った児玉善仁は、西欧においても日本においても、もともと医師というのは下賤な職業であったと指摘する。それが現在のように権威的な医師像へ変化したのは、大学ができて、医師の教育が行われるようになって以降のことであり、日本でいえば明治以降となる。また、18世紀におけるイギリスのニセ医者について研究したロイ・ポーターも、当時、患者と正規の医療従事者との力関係において、主導権を握っていたのは患者のほうだったと述べる。当時、まだ専門家集団として確立されていなかった医師は、報酬と権威、地位と昇進のため、顧客となる上流階級に気に入られることを目指していた。医師の社会的立場は弱く、聴診器もレントゲンも、病理研究所もないような時代には、患者が何の病気か判断するのは難しく、患者の病気についての語りをよく聞く必要があった。つまり、この当時の医師－患者関係において、医師は患者の話に耳を傾け、患者の訴える物事に忠実になる必要性があった。この頃の医師に期待されていたのは、患者からの指示によって動くこと、要するに患者の気まぐれに卑屈に追従することだったとポーターは述べる［ポーター 1993］。

医師が権威をもつ存在となっていったのは、19世紀以降、近代医療が覇権的な医療として台頭し、医師が専門家としてその地位を確立して以降のことである。医師がなぜこのような権威的な存在となることができたのかを、専門家支配という点から説明したのが、医療社会学者のエリオット・フリードソンである。

彼は、医師の権威的な立場は、決して個々の医師の確かな技術や信頼によるものではなく、法的に専門家としての地位を確立したことによってもたらされたと述べる。彼の議論のうち、医師が権威をもつようになった原因として、重要だと思われることを3点あげたい。

1点目は、医師としての地位が正式な専門家として公認されたため、資格をもたないものが医業を行うことができなくなり、医師が医療というサービスの独占的提供権を得たことである。これにより、患者は嫌でも医師の助言を仰がなければならない状況になった。

2点目として、医師を通さなければ、患者が求める財やサービスが手に入らないようにすることにより、医師が権力を得ているということがあげられる。たとえ患者が、自分にどの薬が必要かわかっているとしても、薬を処方してもらうために医師のもとへ行かなければ薬は手に入らない。患者が求めるものへのアクセス権を医師が独占することによって、患者が医師に従わなければならない状況が作り出される。

3点目として、医師はその人数を制限することによって、クライエントである患者の言いなりにならない強い立場を保持することができる。仮に医師の人数が多くなると、クライエント層も医師の免許を取って自分たちの主張を通すために組織化する可能性がある。そうなると、医師の権威は崩壊するだろう。医師は、その人数が需要に対して少なく、クライエント層の組織化を妨げることによって、権威的な立場を保持し得ているのである［フリードソン 1992］。

フリードソンの議論は、医師が専門家集団として医療を独占することにより、いかに権威的な立場を築き上げたかをうまく説明している。しかし、現代ではこうした絶対的な権威をもった医師というモデルは崩れてきており、患者のほうが中心となるモデルが模索されている。こうした変化の原因として、主に以下の3点が考えられる。

第一に、疾病構造の変化があげられる。これは、「その社会においてどのような種類の病気が一般的に見られるかという構造」を指す。日本の場合、1920年から1950年までの死因の1位から3位までは、肺炎、胃腸炎、結核といった感染症で占められていた。しかし、1951年以降、死因の1位は脳血管疾患が占めるようになり、1960年以降は1位から3位までを、悪性新生物、心疾患、脳血管疾患が占めるようになる。つまり、1950年から1960年頃を境に、時代は感染症の時代から慢性疾患（または生活習慣病）の時代へと移行している。科学史家の村上陽一郎は、感染症の時代には、医師と患者の関係は非対称的であってもそれなりに医療は成り立っていたと述べる。なぜなら、感染症治療において、患者の側の治療への参加はほとんど必要とされないからである。患者は、体内の病原体を叩くために、点滴や注射、投薬など、医師の裁量権がよく見える範囲で治療を受けることによって病気から解放されることができた。一方、慢性疾患は、感染症のように根治できるものではなく、一生その病気と付き合っていかなければならないものである。薬ひとつを取っても、患者は一生薬を飲み続けなければならないが、その薬を飲み続けるかどうかは、すべて患者の意志にかかっている。そのため、慢性疾患においては、患者の役割が非常に重要なものとして浮かび上がってくる。たとえ医療の最終的裁量権は医師にあるとしても、それを実行するのは患者であり、そのために患者の役割に大きな注意が払われるようになるのである［村上 2002］。

第二の要因として、学術雑誌のデジタル化など情報技術の革命があげられる。かつて学会誌といえば、その学会に会費を払って登録した専門家だけが読むべきものとされていたが、現在では一般の患者であっても、オンライン上でそうした知識にアクセスすることができる。そのため、かつて医師の持つ専門知識は患者のそれをはるかに上回っていたが、現在では、患者の側もそうした専門知識を得ることができるようになった。

第三の要因として、欧米や日本などで、20世紀以降、近代医療以外の医療が興隆してきたことが挙げられる。代替医療の興隆に伴って、患者が自分でお金を払い、消費者としてさまざまな代替医療を選択する権利を持ったことである。ボニー・オコナーは、こうした患者を「患者＝消費者モデル」として捉え、このモデルのもとでは、患者が消費者となり選択権を得たことで、皮肉にも患者の立場は強くなったと指摘する［O'Connor 1995: 168］

以上の3点の要因が同時に進行するなかで近代医療の覇権的な力は弱まっていき、「パターナリスティック・モデル」に示されるような医師の権威的なあり方が崩されてきた。

1-2「患者の知」への注目

医師の権威が弱まってくるのと同時に、「患者の経験」や「患者の知」「病者の知」といったものに注意が向けられるようになってきた。特に、一生患者が付き合い、コントロールし続けなければならない慢性疾患に関しては、患者の持つ経験や知が大きくものを言う。

こうした、患者の経験や知に注目するようになった1点目の流れとして、医療人類学者、アーサー・クラインマンによる「病いの語り」に関する研究が挙げられる。クラインマンは、著作『病いの語り――

慢性の病いをめぐる臨床人類学』のなかで、現在の医療がもっぱら「疾患（disease）」ばかりを扱い、患者や患者家族にとって意味のある「病い（illness）」を見落としていることに警鐘を鳴らした。「疾患」とは、治療者の視点から見た問題であり、健康を疾病分類のなかでのみ解釈したものである。たとえば、患者が胸痛を訴えているとしたら、それを冠動脈疾患であると診断し、カルシウム拮抗剤とニトログリセリンを処方する、というのが、「疾患」を定義し治療するやり方である。しかし、その治療には、患者の恐れや家族の落胆、仕事上の衝突などといった要素は一切考慮に入れられない。

クラインマンは、「病い」という言葉を使うことによって、人が患うという経験は、単に疾患に還元できるものではなく、もっと深く社会的、文化的、個人的な経験であることを示した。「病い」という言葉が指し示すのは、社会的ネットワークのなかにいる人々がその病いをどう認識し反応するかといった問題、その文化においてその病いがどのような意味を付与されているのかといった問題、個人の経験といったさまざまな要素の入り混じった経験であるといえる。クラインマンは、「病い」に目を向けるために、医師は患者の語りに耳を傾け、それを解釈し共感する必要があると述べる。

彼の視点は、近代医療を厳しく批判し、それとは異なる医療のあり方を目指すものである。近代医療の医学教育では、医学生は徹底的に「すべての人は同一である」という前提に基づく教育をたたき込まれ、専門的な技術を学ぶ。そうした医学教育のなかでは、患者の病歴を聴きとるということに重要性は置かれずにきた。しかし、前述のように、近代医療が成立する以前の医療においては、医師は患者の語りに注意深く耳を澄ます必要があった。この時代には、患者が自分で語る病歴が診断を左右する力を持っていたのである。また、この時代には、患者の語りを聴くことにより患者の苦悩を共有し、病いを癒やそうとする技術が医療の重要な側面として存在していた。こうした背景により、以前には、人間味あふれる臨床話を書くという習慣があったが、そうした臨床話は19世紀に頂点に達した後、非個人的な科学の到来とともに衰えていった。

クラインマンが『病いの語り』のなかで目指したのは、患者をひとりの人間として捉え、その語りを聴き、病いを解釈するという、生物医療以前に行われていた癒しの技術を再び医療に取り込もうとする試みだといえるだろう。こうした考え方のもとでは、患者の経験についての語りは決して無意味なものではなく、治療における重要な要素として浮かび上がってくる。

クラインマンのような、患者の語りを重視しようとする視点は、トリシャ・グリーンハルとブライアン・ハーウィッツによるナラティブ・ベイスト・メディスン（NBM：物語に基づく医療）といった概念にも共通して見出すことができる。ナラティブ・ベイスト・メディスンとは、近年強調されているエビデンス・ベイスト・メディスン（EBM：根拠に基づく医療）に対し、その反省を促し、補完する意味を持つ考えとして台頭してきた概念である。簡単に述べれば、ナラティブ・ベイスト・メディスンとは、臨床の現場で科学的なエビデンスばかりに目を奪われず、患者の語る物語を尊重し解読することの重要性を訴える概念であり、現在、看護や医療の現場で強調されて使われている。こうした、患者の語りに耳を傾けようとする姿勢は、徐々に臨床の現場にも浸透しており、医療従事者の患者に対する見方に影響を及ぼしている。患者の経験や患者の知に対する尊重の気運を盛り上げたひとつの流れがこれらの「語り」研究である。

2点目の患者の知に注目する研究の流れとして、欧米を中心に、既存の医療体制に異議を唱える患者の存在が描かれた研究が蓄積されてきている。こうした研究の流れの背後には、そもそも今まで「正しい」

とされてきた科学や医療の知を疑うような研究が興隆してきたという事態がある。これには、1970年代以降に始められたストロングプログラム、ラボラトリースタディーズ、科学的知識の社会学や、科学技術社会論といった研究分野が該当する。こうした研究は、今まで自明の知として受け入れられてきた科学が、いかに政治的、社会的に構築されているものかを暴いていった。たとえば、ブルーノ・ラトゥールの『科学が作られているとき——人類学的考察』は、題名の通り、科学的知が厳然たる事実としてあるのではなく、幾多の論争の末勝ち上がっていった科学者たちによって作られていくことを描いたものである。科学という、もっとも正統性を獲得した知のあり方さえも、それが揺るがしがたい事実ではなく、作り上げられるものだという認識が広まってきたといえる。そうなると、今まで科学や医療の正統性のもとに治療を行ってきた既存の医療や医師たちに対しても、それが本当に「正しい」医療であるのかという疑問を付すことができるようになる。こうして、患者の経験や知が、医師の持つ専門知に疑問を突き付け、それに対抗するようなものとして描くことが可能となった。

こうした研究のひとつとして、ヒラリー・アレクセイによるイギリスの反復性疲労障害（ＲＳＩ）に関する研究が挙げられる。ＲＳＩとは、手、手首、腕、首、肩などに現れる障害で、仕事による固定的な姿勢、反復的な動作、心理的ストレスによって引き起こされると考えられている。この障害の興味深い点は、ＲＳＩが存在するのかしないのかをめぐって、患者、かかりつけ医、専門医、学会、マスメディアなどを巻き込んで論争が行われていたということである。ＲＳＩは、目に見える障害ではなく、患者が痛みなどを訴えなければそうだとわからない障害である。ＲＳＩの組織は、ＲＳＩが実際に仕事によって引き起こされる障害であることを主張し、それを社会的に認めてもらうことを目指したが、医師たちは、それを、患者のマスヒステリーの要素が含まれた心理的な問題だと考えたり、障害として認められればお金がもらえるから患者たちは障害だと言い張っているのだと批判したりした。アレクセイは、ＲＳＩが病気として構築される際のプロセスを、患者の側と医師の側双方から描き出し、興味深い考察を加えている。それは、ＲＳＩが存在するのかどうかという科学的な事実が構築されるときに、患者にも医学的知の構築に影響を与える可能性が開かれているということ、しかし、患者のような力の弱い立場の人たちは、専門家と手を組んだ時にのみ医学的知を決定するのに成功するということである。アレクセイの考察は、患者の知というものが、医学的事実を構築する際に力を持ち得るということを示しながら、同時に、患者が専門家のサポートなしには、医学的知を変革することはできないという、二律背反的な事実を示している。

一方、「患者中心の医療」について研究を行った医療社会学者の松繁卓哉も、患者の知に関する興味深い見解を示している。松繁は、イギリスで巻き起こった「新三種混合（ＭＭＲ）」論争の例をあげ、医師や科学者といった専門家のもつ専門知と、患者やその家族の知が食い違った場合、何が起こるかを述べている。ＭＭＲとは、麻疹（measles）、おたふく風邪（mumps）、風疹（rubella）の頭文字をとった予防接種である。１９９８年にアンドリュー・ジェレミー・ウェイクフィールドらの研究グループがＭＭＲ接種を受けたことのある自閉症患者の症例12例を報告し、「ＭＭＲが自閉症を誘発する可能性がある」という説を唱えたことから、これが一般市民まで巻き込む大きな議論に発展した。しかし、この議論には確かなエビデンスがなく、不確実さを抱えた状態のままだった。子供を持つ親は、３種混合ではなく、選択的に一つひとつの予防接種を子供に受けさせたいと意見表明をしたが、保健医療当局の専門家はＭＭＲの安全性を繰り返し、親たちの意見表明を封じた。このＭＭＲ論争について、松繁は以下のように述べる。

一連の議論は「何が医学的に正しい情報なのか」という観点に終始しているわけである。言い換えれば「専門家－素人」という二項区分のもと、前者（科学・医学）が「正しい」と規定する情報のみが追究されていったがために、後者（この場合は親たち）においてどのような合理的価値判断が働いたのか、という点に目が向けられる機会が軽視されてしまった。結果として親側の主張は、前者からの視点により「非科学的」「思い込み」「事実誤認」としてのみ性格づけられ、それ以上の解釈がなされなかった。［松繁 2010:3］

この事例では結局、両者の折り合いの道筋は、患者の側が「非科学的」「思い込み」「事実誤認」とレッテル貼りされ、専門家側の意見が正しい医学的知識として示されることにより封じられてしまった。先ほどのアレクセイの事例の場合は、患者が専門家と手を組むことによって、医学的知の形成に影響を及ぼしうるというものだったが、ＭＭＲの事例からは、患者の知が専門家の意見によって封じられてしまう事態もあるということが読み取れる。

最後に、実際に患者が専門家の土俵に立ち、科学的レベルで議論を展開し、実際に医療のあり方を大きく変えた事例を紹介したい。社会学者スティーブン・エプステインは、１９８０年代から９０年代におけるアメリカのエイズ治療のアクティビズムについての研究を行い、アクティビストたちがどのようにして社会や専門家の間で信憑性を獲得し、いかに「生物医療の知が作られる方法を変えたか」を描いている。このアクティビストたちはエイズ患者であり、エイズの治療薬がまだほとんど臨床試験の段階であった当時、臨床試験に参加して薬を試す機会がない限り、ただエイズを発症して死ぬのを待つしかない状況に置かれていた。なおアメリカで薬が認可されるには、安全性や効果を試す3段階の臨床試験を経る必要があり、それには通常6~8年を要した。アクティビストたちは、薬の認可を待っている間に病気が進行したり死んだりしてしまう患者が数多く出てくることになると考え、行動を起こした。

まず、アクティビストたちは専門的な生物科学の言葉と文化を学び、専門的なレベルで議論を行えるほどの知識を身につけた。彼らはウイルス学、免疫学、バイオ統計学の言葉や概念を学び、専門家を巻き込んで自分たちの議論を俎上に載せていった。

さらに、アクティビストたちは臨床試験のあり方も大きく変えた。臨床試験に参加して新薬を試すというのは参加者にとって生き延びるチャンスが増えることであったため、多くのエイズ患者がこのチャンスを平等に享受すべきだとアクティビストたちは考えた。従来、臨床試験を受けることができたのはほとんどが中産階級の白人男性だったが、アクティビストたちは、現実の社会にはもっと多様な人びとが存在しており、その多様性を臨床試験にも反映させるべきだと主張した。その結果、男性も女性も、白人もマイノリティも、異性愛者も同性愛者も、多様な人びとが臨床試験に参加できるようになった。さらに、従来の臨床試験では、ほかの薬を摂取している人や過去に摂取した人は、新薬のデータがきれいに取れないために参加が許されていなかった。しかしそれでは誰しもまだ何の薬も摂取していない状態でしか臨床試験が受けられないことになり、ひとり1回しか臨床試験に参加するチャンスがないということになる。そのため人びとは嘘をついて試験に参加し、余計にデータが不正確になる可能性があった。そこで、アクティビストたちは純粋できれいなデータを取ることにこだわらずに、実際に多くの人がさまざまな薬を使いながら生きている現実を反映した臨床試験を行うべきだと主張した。

その他にも、アクティビストの活動は多岐にわたった。彼らの議論は科学ジャーナルに掲載され、正式な科学的会議にも出席していた。また、彼らの意見やレビュー委員会での投票は、どの研究が助成を受けるかを決定するのに大きな影響を及ぼしていた。またアクティビストたちはアメリカ食品医薬品局（FDA）に対し圧力をかけ、薬へのアクセスを拡大させ認可を増やすなど、薬の規制の新しいメカニズムの設立にも貢献した。

こうしたアクティビストの活動のあり方は、従来の科学的知の構築を根本から覆したといえる。今までは専門家にだけ開かれていた領域が、ますます患者たちによって浸食されていき、科学的な議論においても、患者や市民の意見が決定に力を及ぼすようになった。こうしたエイズアクティビストたちの活動は、癌などのほかの疾患の運動にも影響を与え、患者参加のあり方のテンプレートを作り上げた。

こうして、患者の知がどの程度、医学的知の形成に力を及ぼしうるかという事例を並べてみると、ひとつの共通点に気がつく。それは、アレクセイによるRSI、松繁によるMMR論争、エプステインによるエイズアクティビスト、いずれの事例においても、患者やその家族の意見は、専門家により「科学的であるかどうか」という点にのみ焦点が絞られて評価されているという点である。松繁の挙げたMMRの事例の場合は、患者の親たちの意見に科学的な実証性がなかったために、専門家によって「非科学的」とされ、退けられてしまった。RSIの事例の場合は、患者が専門家と手を組み、科学的なレベルの議論が行えることが正統性を獲得する条件だった。エイズの事例の場合は、アクティビストたちが専門家に匹敵するレベルで専門的な科学知識を身につけたために、医学的領域に踏み込んで影響力を発揮することができた。いずれにせよ、ここから、患者が医学的正統性を勝ち得るためには、専門家の土俵に立ち、科学的なレベルで議論を展開しなければならないということが見えてくる。

しかし、松繁が指摘するように、患者や患者の親にとって、何かしらの判断をしなければならないときに、科学的妥当性というのはそれほど決定的な要素ではない可能性がある。患者が医療に向かいあうときに、考慮に入れなければならない要素は科学的エビデンス以外にも数多く存在する。たとえば、その治療にかかるお金や時間がライフスタイルと照らし合わせて可能かどうか、副作用がある場合に、薬を服薬してその副作用を耐えるのと、薬を服薬しないのとではどちらの方が楽か、もともと科学的なものが好きではなく自然志向を持っているケースなど、その要素は枚挙にいとまがない。そう考えると、患者や家族にとって、「科学的に正しいかどうか」という要素は必ずしも唯一の判断基準にはなりえないのだが、それにもかかわらず、医学的知の形成においては、科学的妥当性のみが唯一の判断基準としてまかり通っているという事実が存在する。

エプステインの示したエイズアクティビストの例は、患者の知が影響力を勝ち得た成功事例と解釈できるが、本書では、患者の持つ科学的妥当性以外の要素である、生活上の知や経験といったものを、科学的議論とは異なる次元の知として位置づけ、それらがどのように意味を持ち得るかについても考察していきたい。

2 アトピー性皮膚炎とは

2-1 アトピー性皮膚炎の定義

アトピー性皮膚炎とは何かを一言で言い表すのは難しい。それは、後述のようにアトピー性皮膚炎はひとつの病気というわけではなく、原因がさまざまに異なる症状の集合体をアトピー性皮膚炎と呼んでいるからである。極端にいえば、異なる原因で起こった異なる皮膚炎がアトピー性皮膚炎というひとつのカテゴリーに入れられているということであり、アトピー性皮膚炎をひとつの実態をもった病気として捉えることはできないということである。こうしたアトピー性皮膚炎の捉え難さは、アトピー性皮膚炎という統一された名称が確立される前にはさまざまな異なる名称で呼ばれていたこと、歴史的にもいつからアトピー性皮膚炎が現れたのかを特定するのが難しいことによく表れている。

最初のアトピー性皮膚炎に関する記述はローマ時代の歴史家、スエトニウスによるものだといわれている。スエトニウスはローマ皇帝アウグストゥスの病気について「体が痒いためと、垢擦り器でいつも烈しくこすっていたため、皮膚のあちこちが、瘡蓋のように厚く固くなっていた」と述べる。また、「いくつかの病気は毎年きまった時期にくりかえし患った。誕生日のころになると、いつも体の具合がわるくなったし、春の初めには鼓腸で、南の烈風の吹く頃には鼻炎で悩まされた」とも記述している。アウグストゥス皇帝の孫は結膜炎と鼻炎にかかっており、他の血縁者は馬のフケに過敏であったとも述べていることから、アウグストゥス皇帝の症状はアトピー性皮膚炎であろうと考えられる［スエトニウス 1996］。

その後、近代にいたるまでアトピー性皮膚炎に関する記述はあまり見られなかったが、19世紀末には、精神症状を含む神経系の異常をアトピー性皮膚炎の原因と考える、神経皮膚炎の概念が広められた。「アトピー」という言葉が考え出されたのは、1923年である。アーサー・コカとロバート・クックは、身の回りのいろいろなアレルゲンにしばしば反応性を示し、遺伝により発症する湿疹、蕁麻疹《じんましん》、枯草熱をまとめてatopyと名づけた。なお、atopyという言葉は、ギリシャ語のa topia（奇妙な、変則的な）に由来する。1933年、アメリカの皮膚科医マリオン・ザルツバーガーらが、原因不明の体質性と思われる慢性に経過する湿疹に対して、Atopic Dermatitis（アトピー性皮膚炎）の診断名を確立したのが、アトピー性皮膚炎の命名のはじまりである。しかし、北ヨーロッパにおいては1970年後半にいたるまで、アトピー性皮膚炎という名称以外に少なくとも12の名称が使われており[3]、この疾患がアトピー性皮膚炎という統一された疾患として認識されはじめた歴史は非常に浅い。日本でアトピー性皮膚炎という病名が使われるようになったのは、第二次世界大戦以後のことであるが、それまでは乳児顔面湿潤性湿疹、小児屈側性苔癬化湿疹のような病名が使用されていた。

このように病名がなかなか統一されなかったのは、前述の通りアトピー性皮膚炎という疾患が、病原菌のような確固とした要因によるものではないということによる。アトピー性皮膚炎は、さまざまな内因性、外因性の要因に対する反応としてあらわれる症状の集合である症候群であり、想定できる原因はさまざまに異なる。この点で、実際に体外に何かしらの病因となるものがある本質的な病気モデルでは捉えられない疾患であり、患者の数だけ病気があるといってもいいほど、個人個人によってもアトピー性皮膚炎は異なる。

こうした特徴から推測できるように、アトピー性皮膚炎の定義は非常に難しい。1970年代から1980年代にかけて、ジョン・ハニフィンとジョージ・ライカがアトピー性皮膚炎の診断基準を作成したが、これは、非常に判断が複雑な診断基準だった。アトピー性皮膚炎と診断するためには、（1）掻痒、（2）典型的な形態と分布がみられること、（3）慢性的であるか慢性的に再発する皮膚疾患であること、（4）個人的または家族のアトピー歴があること（ぜんそく、アレルギー性鼻炎、アトピー性皮膚炎）の4つの主要な特徴のうち3つを満たし、かつ、乾皮症、魚鱗癬、即時型皮膚反応陽性、血清の免疫グロブリン（IgE）の増加、若年齢層の発症といった23のマイナーな症状のうち、3つ以上が当てはまることというのがその診断基準だった[4]。その後、シュルツ・ラーセンとハニフィンは、アトピー性皮膚炎かどうかを判断する際に、アトピー性皮膚炎かそうではないかという二択ではなく、さまざまな症状から当てはまるものを選択していくポイント制のシステムにより患者を「アトピー性皮膚炎」「アトピー性皮膚炎の可能性がある」「アトピー性皮膚炎ではない」の3つのカテゴリーに分けるという質問票を作成した［Schultz and Hanifin 1992］。ここからもわかるように、アトピー性皮膚炎は、病気かそうではないかという二者択一ではなく、どの程度症状があるかという連続体としての捉え方のほうがより実態に即しているといえる。

このように、アトピー性皮膚炎を定義することは非常に難しく、国によってもその定義は微妙に異なる。イギリスでは、ハニフィンとライカの診断基準をより簡素化し、子ども（4歳以上）のアトピー性皮膚炎に対して次のような診断基準が用いられている。それは、掻痒が12ヵ月続いていることと、次の5つの症状のうち3つ以上が当てはまることとなっている。（1）2歳以下で発症している、（2）屈曲部が関係した既往歴、（3）乾燥肌の既往歴、（4）ほかのアトピーの既往歴がある、（5）写真プロトコルごとに視認できる屈曲部の炎症があることである。

一方、日本におけるアトピー性皮膚炎の定義は次のように定められる。「アトピー性皮膚炎は、増悪[5]・寛解[6]を繰り返す、掻痒のある湿疹を主病変とする疾患であり、患者の多くはアトピー素因を持つ」。なお、「アトピー素因」とは、次の2点を指す。①家族歴・既往歴（気管支喘息、アレルギー性鼻炎・結膜炎、アトピー性皮膚炎のうちいずれか、あるいは複数の疾患）または、②IgE抗体を産生しやすい素因である［古江ほか 2009: 1516］。イギリス、日本の両ガイドラインとも、ハニフィンとライカの診断基準を参考にしながらもそれを簡略化しており、その改変の仕方は国によって微妙に異なっている。

2-2 世界のアトピー性皮膚炎患者数

日本におけるアトピー性皮膚炎の総患者数は約36万9千人と推計される。これは、人口の約0・3%がアトピー性皮膚炎により、医療機関にかかっている計算になる［厚生労働省 2011］。

なお、イギリスにおける調査では、日本のように総患者数を割り出すものは見つけ出せなかったが、20%の国民が生涯のうちにアトピー性皮膚炎に罹患すると推計されている［Kay et al. 1994］。また、日本とイギリスのアトピー性皮膚炎患者の罹患率の比較として、世界のアトピー性皮膚炎罹患率を調査したハイウェル・ウィリアムズらの調査が有効である。彼らは6～7歳の子ども（世界37ヵ国対象）と13～14歳

表1　世界各国のアトピー性皮膚炎罹患率

（Williams et al. 1999より筆者改変）

国	6-7歳	13-14歳
ナイジェリア	—	17.7%
フィンランド	—	15.6%
スウェーデン	18.4%	14.5%
イギリス	13%	15.5%
ニュージーランド	14.7%	12.7%
エチオピア	—	11.4%
日本	16.9%	10.8%
フランス	8.8%	10%
オーストラリア	10.9%	9.7%
アメリカ	—	8.5%
タイ	11.9%	8.2%
ブラジル	7.3%	5.3%
韓国	8.8%	3.8%
インド	2.7%	3.8%
イラン	1.1%	2.6%
中国	—	1.2%

の子ども（56ヵ国対象）のアトピー性皮膚炎罹患率を比較した（表1参照）。この調査によれば、6～7歳の罹患率は、日本16・9％、イギリスで13％であり、13～14歳の罹患率は、日本10・8％、イギリス15・5％となっている。6～7歳では、日本の方が罹患率が高く出ているが、13～14歳ではイギリスのほうが高い罹患率を示している［Williams et al. 1999］。

日本国内で子どもの罹患率を調査したものとして、厚生労働科学研究「アトピー性皮膚炎の患者数の実態及び発症・悪化に及ぼす環境因子の調査に関する研究」がある。同研究グループが平成12年から14年に行った調査によれば、日本の場合、小学1年生（6～7歳）の有症率は11・8％、小学校6年生（12～13歳）

の有症率は10・６％となっている［山本・河野 2006: 8］。一方、イギリスの場合は、学校に通う年齢の子供（５～16歳）の有症率が15～20％である［Scottish Intercollegiate Guidelines Network 201: 1］。この結果だけをみれば、イギリスの子供の有症率のほうが若干高いといえる。

日本の成人患者に対する全国規模の調査はまだないが、参考として、厚生労働科学研究「アトピー性皮膚炎の有症率調査法の確立および有症率低下・症状悪化防止対策における生活環境整備に関する研究」が平成15～17年に行ったパイロットスタディを提示したい。ここでは、東京大学職員２１２３名を対象に有症率が示されている。対象者の平均年齢は38・８±10・４歳で、有症率は全体で６・９％だった［山本・河野 2006: 10］。イギリスの場合は、２～10％の成人が、いずれかの段階でアトピー性皮膚炎の症状を経験すると算出されている［Scottish Intercollegiate Guidelines Network 201: 1］。日本もイギリスも、全国規模のはっきりとした成人患者の割合が算出されているわけではないので、比較は難しいが、それでも、ここに出された結果を見る限りはほぼ似たような有症率がみられる。

なお、アトピー性皮膚炎は先進諸国で増加していると言われており［上田 1998: 27-29］、スウェーデン（13～14歳：14・５％）、フィンランド（13～14歳：15・６％）、イギリス（13～14歳：15・５％）などのヨーロッパ諸国や、ニュージーランド（13～14歳：12・７％）、オーストラリア（13～14歳：９・７％）などのオセアニア地域が比較的高い値を示している。日本（13～14歳：10・８％）もこれらの国と同様に罹患率は高く、アジア圏のなかでは最も高い値を示している。ただし、この調査ではナイジェリア（13～14歳：17・７％）やエチオピア（13～14歳：11・４％）といったアフリカ諸国も非常に高い罹患率を示しており、先進諸国のほうが罹患率が高いという仮説は必ずしも当てはまらない。しかし、前述のように、アトピー性皮膚炎の定義は非常に難しく、各国がどのような診断基準を用いてアトピー性皮膚炎を定義しているのかによって、罹患率の値も変わってくる可能性がある。そのため、この調査で正確な罹患率の比較ができているかは慎重に検討しなければならないだろう。

2-3　日本におけるアトピー性皮膚炎

日本におけるアトピー性皮膚炎の注目度の高さは、他国と比較しても非常に高いと考えられる。ただし、これはアトピー性皮膚炎に罹患している人の数とはあまり関係がない。日本のアトピー性皮膚炎罹患率が比較的高いことは前述の通りだが、それでもイギリスの罹患率とほとんど変わらない。しかし、イギリスでは、一般の人にとってアトピー性皮膚炎（Atopic Dermatitis）という言葉は、医療の専門用語として捉えられており、あまり一般的には認識されていない。その代わりに湿疹（Eczema）という言葉のほうがよく知られているが、それでも、湿疹が一般の生活のなかで取り立てて大きな注目を浴びることはない。こうした状況と比較すると、少なくともアトピー性皮膚炎という言葉が一般的に知名度を得ている日本の状況は、きわめて興味深いものだと考えられる。

日本のアトピー性皮膚炎に対する意識の高さは、アメリカと比較しても際立つ。1997年のニューヨークタイムズには、「多くの日本人がかゆみに苦しめられているが、かゆみからの解放は難しい」というタイトルで日本のアトピー性皮膚炎を取り上げる記事が載った。このなかで日本とアメリカのアトピー性皮膚炎を比較した次のような個所がある。

専門家たちは、アメリカよりも日本の方がアトピー性皮膚炎の罹患率が高いという証拠はほとんどないという。アメリカでもアトピー性皮膚炎は発症しているが、ほとんど注目を浴びていないだけである。ポートランドにあるオレゴン健康科学大学のジョン・M・ハニフィン教授は、「ここではアトピー性皮膚炎は語られない疾病なのだ」と語る。[New York Times 1997.8.19]

おそらく、イギリスにおけるアトピー性皮膚炎の捉えられ方もアメリカと同様で、罹患率はそれなりにあったとしても、あまり注目を浴びることのない「語られない疾病」として扱われているといえる。それに対して、日本ではアトピー性皮膚炎はある程度の注目を浴びており、アトピー性皮膚炎という言葉を耳にする機会もきわめて多い。アトピー性皮膚炎に関する書籍は数多く発刊されており、雑誌や新聞の広告欄にもアトピー性皮膚炎の治療を謳う治療法や食品は数多く目にすることができる。インターネットにも、アトピー性皮膚炎に関する情報は溢れるように見出せる。

では、日本ではいつ頃からこのようにアトピー性皮膚炎が注目を集めるようになったのだろうか。図1は、1980年から2013年にかけて、朝日新聞のなかで「アトピー」に関連する記事が1年ごとに何件出現したかをグラフにしたものである。これをみると、アトピー性皮膚炎に関連する記事は1980年代後半から大幅な増加傾向を示し、1999年に最高潮に達したあと、徐々に減少していることがわかる。なお、日本の状況と比較するために、イギリスの新聞紙ガーディアンの記事の件数もグラフに示した。イギリスでは、先に述べたようにアトピー性皮膚炎（Atopic Dermatitis）は一般的にはあまり使われておら

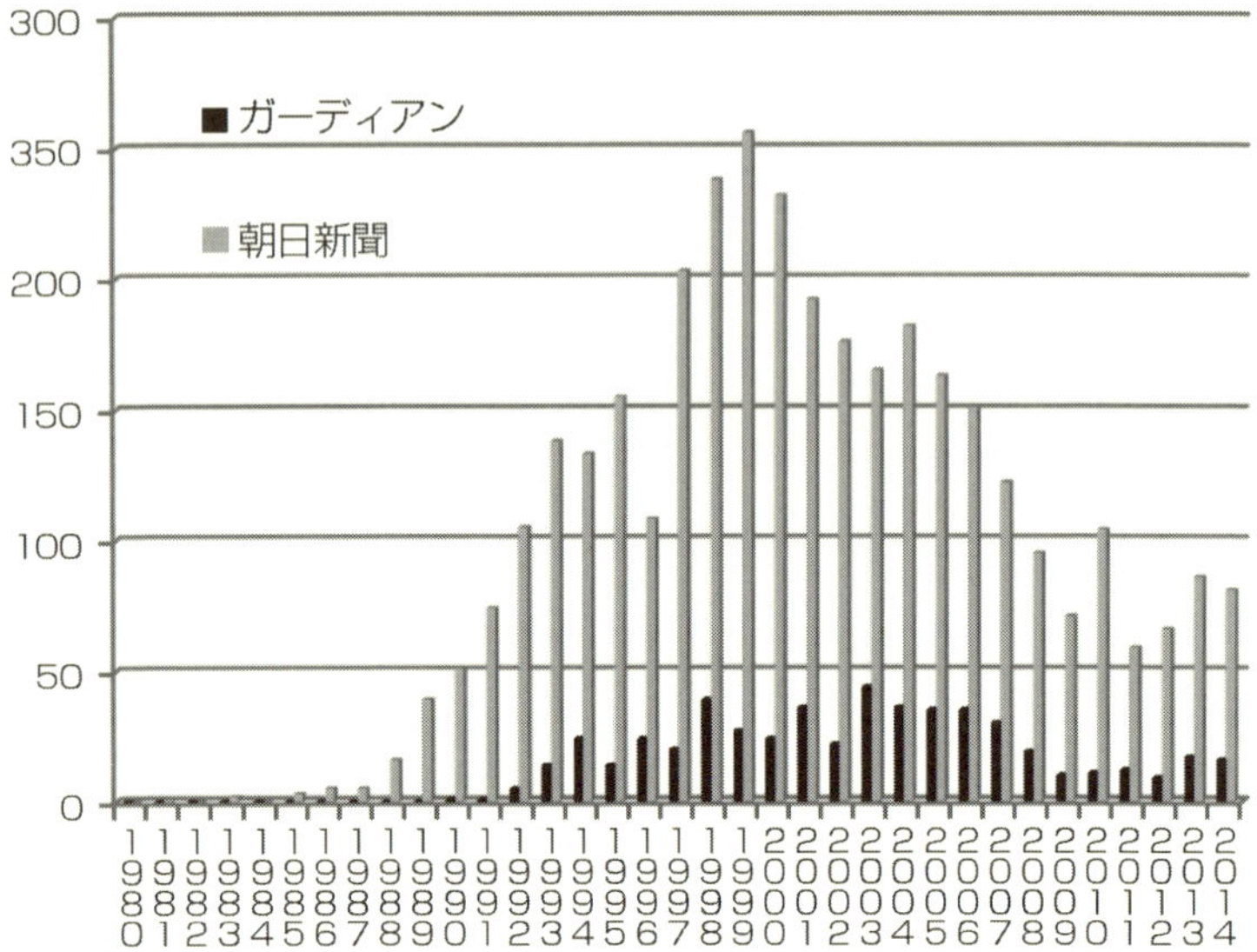

図１　「アトピー」「湿疹（eczema）」に関する新聞記事の件数（筆者作成）

ず、湿疹（Eczema）という言葉のほうがよく使用されていたため、この言葉を使って検索を行った。イギリスでは１９９０年代以降、多少湿疹についての記事がみられるようになっているが、それでも多くて年間50件以下であり、ほぼ横ばいの状態が続いている。イギリスの状況と比較してみると、日本におけるアトピー性皮膚炎の記事の多さが際立つ。

ではなぜ、日本のアトピー性皮膚炎は欧米と異なり、ここまで語られてきたのだろうか。その理由として、１９９０年代に起こったステロイドバッシングとそれに伴うアトピー性皮膚炎を対象とした民間療法の増大が関与しているのではないかと考えられる。皮膚科医の竹原和彦は、アトピー性皮膚炎をめぐる混乱は日本特有のものであるとし、その混乱の理由として民間療法に名を借りたアトピービジネスの存在を指摘する。

アトピー性皮膚炎をめぐる医療が混乱している。皮膚科の専門医にとってはごくありふれた慢性疾患にすぎない皮膚炎が、いつのまにか世間では「難病」のように認識されている。跳梁するさまざまな民間療法、いや民間療法に名を借りたビジネスと一部マスコミの誤った報道が手を結んだとき、平凡な慢性疾患が世にも奇怪な難病と化した。そうした風潮の中で翻弄される皮膚科の医療――このような現象は世界的にも日本特有のものである。また、こうした混乱は、他の皮膚疾患やアレルギー疾患においては起きていないアトピー性皮膚炎特有の現象である。[竹原 2000: 8]

確かに、同じくステロイド治療が必要な乾癬や喘息といった疾患に関しては、乾癬《かんせん》ビジネスや喘息ビジネスといった存在が表立っては見られないが、アトピー性皮膚炎に関しては、アトピービジネスが見られるという点は、注目に値する。竹原は、アトピー性皮膚炎という疾患が「病名が明確にされていない」「スタンダードな治療法が確立していない」「患者数が多い」「マスコミが支援した」「直接命に関わる病気ではない」「自然治癒傾向が強く治療によって治ったと思わせやすい」といった都合のいい特徴を兼ね備えているがゆえに、アトピービジネスが広がったのではないかと指摘する[竹原 2000: 101-105]。

なお、こうした民間療法のほとんどは、アトピー性皮膚炎の治療の柱として使われているステロイドを批判することによって顧客を集めてきたといえる。ステロイドは炎症を即時に鎮めることのできる優れた薬であると同時に、長期的に使用すると皮膚が委縮する、外用した部位が多毛になる、毛細血管が拡張する、細菌やカビに感染しやすくなる、顔が赤くなりブツブツができるといった副作用をも抱える。さらに、使用を中止するとリバウンドと呼ばれる激しい症状の悪化が見られる場合があり、長期的に使用するとなかなか薬を止めるのが難しくなるといった弊害も抱えている。日本でステロイド外用剤の使用が認可されたのが１９５３年だが、その時点から数十年の時を経て、次第にステロイドの副作用が認知され始め、人びとがステロイド治療に対して限界や不満を感じ始めたのが、１９８０年代から１９９０年代だったのではないだろうか。そこに、患者たちのステロイドを忌避する心情を汲み取った民間療法が栄える余地が生まれ、民間療法の市場のなかで宣伝や広告、記事を通してアトピー性皮膚炎は知名度を獲得していったのではないかと推測できる。

3　アトピー性皮膚炎をめぐる言説

では、アトピー性皮膚炎が時代とともにどのように語られてきたのかを、そのときどきの雑誌記事なども織り交ぜながら説明したい。１９８０年代から、現在に至るまでのステロイドとアトピー性皮膚炎に関する言説を追っていくと、大きく３つの段階に区切ることができる。最初の段階が、１９８０年代からはじまるステロイドバッシングの時期である。ステロイドバッシングの嚆矢となったのは、１９８３年、日本ではじめて、ステロイドを処方され続けそれによる副作用が出たとしてアトピー性皮膚炎患者の江崎ひろ子が医師を相手取って起こした訴訟である。裁判は１９８８年まで続き、医師が江崎に対し５００万円の和解金を支払うという形で終結した。その後、江崎はこの訴訟の顛末を『顔つぶれても輝いて』（一光社）というタイトルの本として出版した。その内容は、ステロイドとそれを処方する医師に対する徹底的な批判であった。

１９９０年代になると、マスコミの間でもステロイドに対する警告が目立ってくる。こうした流れを受けて、実際にステロイドの副作用が大きくマスメディアで取り上げられたのは、１９９２年、ニュースステーションでの特集「魔法の薬　ステロイド剤の落とし穴」だった。この番組では、ステロイド外用薬の副作用や、副作用が起こるメカニズムについて解説がなされ、白内障による失明、抵抗力が落ちヘルペスなどの感染症に感染しやすくなること、長期的に使用していると体液がしたたり落ちるような酷い身体症状が出ること、精神変調をきたすことなどが取り上げられた。そして、ニュースキャスターの久米宏は、番組で紹介された人たちは、最終的にはステロイドの使用を止めることで症状がよくなっていったことを紹介し、ステロイドは習慣性を帯びると危険なので、最後の最後まで使わないように、と締めくくった。この影響を受けて、多くのアトピー性皮膚炎患者は、ステロイドに対する恐怖を感じ始め、「脱ステロイド療法」と呼ばれる、ステロイドの使用を中止する治療を始める患者が出現し始めた。この時期の雑誌記事には、下記のようにステロイドに対する警告がみられる。

「決定版　最新療法全ガイド　アトピー性皮膚炎を治す　３回　両刃の剣・ステロイド剤の使い方」［週刊朝日 1991.6.21］

「専門外来訪問記　23回　アトピー外来　ステロイドを極力使わず、徹底した原因除去で治す」［家庭画報

1993. 12]

「体と心の健康最前線　アトピー性皮膚炎に打ち勝つ！その３・ステロイド剤からの脱却」［Hanako 1995.6.22]

ステロイドバッシングに続く第二の段階は、アトピー性皮膚炎治療を謳った民間療法の増大によって特徴づけられる。ステロイドに対する副作用や恐怖が人々の間に広がり始めるのと同時に、ステロイドを使用しない民間療法が爆発的に増加する。この時期、酸性水、石鹸、シャンプー、アトピー用掃除機、布団、クリーム、化粧品などの商品や、温泉療法、水療法などといったさまざまな療法が次々と出現してきた。１９９０年代には、こうした民間療法の広告としての雑誌記事がアトピー性皮膚炎関係の記事の大半を占めている。この時期の民間療法に関する記事の例は以下の通りである。

「『にんにく入浴療法でアトピーが治った』を追跡　にんにくＢ１エキス配合浴用剤を使用した入浴療法」［週刊ポスト 1990.11.23]

「フシギ?!　アトピーが治った！　カユイのカユイのとんでけ～！　ステロイド剤なし　驚異の３大療法！温泉・ワクチン・シャンプー」［週刊女性 1992.12.15]

「かゆい、ガサガサのアトピー肌がシソエキスできれいになった！」［微笑 1993.8.7］

しかし、こうした商品や療法のなかには非常に高額であったり、実はステロイドを使用していたりといった悪質なものも含まれており、標準治療の医師の間では「アトピービジネス」と呼ばれ問題視されるにいたった。1990年代後半には、こうしたアトピービジネスに対する警告の記事が現れ始める。

「NEWSクッキング　イラストニュース解説　アトピー患者の弱みにつけこむ悪質商法にご用心　水道局員に見せかける、布団クリーニングを装った訪問販売などの手口」［週刊女性 1997.11.11］

「アトピー性皮膚炎　ステロイド外用への誤解を背景に、氾濫する民間療法で被害が続出　他、巧妙化するアトピービジネス」［サイアス 1998.10.2］

「専門医が警告！「ステロイドの恐怖」で儲けるアトピー商法　アトピー治療薬・ステロイドの副作用や恐怖を植え付けさせ、カネ儲けをする悪徳商法の被害増大」［サンデー毎日 1999.3.21］

こうした民間療法に対する批判に伴い、第三段階では、ステロイドを擁護する言説への転換が見られる。

「徹底検証　ステロイドは本当に「悪魔」か　副作用や症状の悪化などが騒がれ、悪徳商法のタネにもなっ

ているアトピー治療薬「ステロイド」の成分や効能などを分析」［サンデー毎日 1999.4.4］

「アトピー性皮膚炎　不適切治療で重大な被害続出　皮膚科学会が防止に本腰　他、「特殊療法や脱ステロイド　目立つ医療機関の不適切な治療」」［サイアス 1999.6］

「勇気ある発言「アトピー商法ほとんど効かない」と皮膚科学会被害調査委員会　アトピー性皮膚炎における不適切治療による健康被害の実態調査」［週刊文春 2000.6.22］

上記の2番目、3番目の記事が示すように、ステロイド擁護の風潮は、日本皮膚科学会の後押しによるところが大きい。日本皮膚科学会は、日本の皮膚科医で構成された学会であり、ステロイドを用いた標準治療を推し進めている。

そして、この3番目の段階のハイライトは、アトピー性皮膚炎治療のガイドラインの制定である。ステロイドバッシングに伴い、この時期多くの患者がステロイドを拒否する態度が病院の診察現場でもみられるようになったことが、ガイドライン作成のきっかけとなっている。１９９９年には、厚生労働研究班が、炎症を鎮めるためにはステロイドの使用が不可欠であると明記したガイドラインを、２０００年には日本皮膚科学会が、ステロイドをアトピー性皮膚炎治療の第一選択肢と掲げるガイドラインを作成した。こうしたガイドラインの狙いは、ステロイドを拒否し治療現場で医師の言うことを聞かない患者にステロイドを使うよう説得するとともに、アトピービジネスを一掃する意図があったと考えられる。こうした意図はある程度成功をおさめ、２０００年代以降、ステロイドを断固拒否する患者は表立っては見えなくなっていった。ガイドラインの策定をもって、一度は沸騰したステロイドバッシングも沈静化してきたといえる。そのため、２０００年代には、アトピー性皮膚炎に関する記事も減少し、内容も比較的中立的なものになっていく[7]。

「健康交差点　成人型アトピー性皮膚炎を治して、おしゃれをしましょう　※プロトピック軟膏の効果、ステロイドの効果と副作用、他」（暮しの手帖 2007.4）

「渡辺淳一が切り込む医師と患者の本音　ここまできた最新医学　87回　アトピー性皮膚炎編「アトピー性皮膚炎」ステロイド薬、使うべきか使わざるべきか」（週刊現代 2008.5.31）

このように、アトピー性皮膚炎の言説を追うと、ステロイドに対するバッシングに始まり、民間療法の興隆、さらにその民間療法へのバッシングとそれに伴うステロイドの擁護、というステロイドをめぐる論議が中心軸になっていることが見出せる。

なおこうして言説をたどると、ステロイドばかりが注目を浴びており、ステロイドだけがアトピー性皮膚炎の治療薬であるような印象も受けるが、現在ではアトピー性皮膚炎治療にはタクロリムス軟膏（プロトピック軟膏）とシクロスポリン（ネオーラル）という治療薬も使用されている。タクロリムス軟膏は、１９９９年より世界に先駆けて日本で使用が開始され、約４年を経て世界10ヵ国でアトピー性皮膚炎治療に使用されるようになった薬である。これは免疫抑制剤の一種で、もともとは臓器移植の際に患者の拒絶反応を抑制する薬として利用されていたが、アトピー性皮膚炎治療にも使用されるようになった。多くの場合、ステロイドがあまり使用できない顔面へ塗布されることが多く、ステロイドの代替として使われることが多い。ただし、タクロリムスをマウスに塗布した実験から、癌の発生率が上がるという結果も出ており、一部にこの使用を危ぶむ声もある。

シクロスポリンも免疫抑制剤の一種であり、臓器移植による拒絶反応の抑制や、自己免疫疾患の治療などに使用されてきた。２００８年に、アトピー性皮膚炎治療に対してシクロスポリンを使用することが承認され、以降、ステロイド治療が効かない重症患者に対して使用されている。副作用として、腎機能障害、高血圧、多毛、シクロスポリン歯肉増殖症などが指摘されている。

このように、現在ではアトピー性皮膚炎の治療薬はステロイドだけではなくなったが、タクロリムス軟膏やシクロスポリンは、今のところステロイドほど激しく批判の対象になっていない。それは、こうした治療薬の歴史がまだ浅く知名度が低いということ、あくまで治療の柱はステロイドであり、この2つの治療薬はその代替として扱われているということに起因するのかもしれない。いずれにしても、アトピー性皮膚炎がここまでの知名度を得た過程には、ステロイドをめぐる強い関心と議論があり、ステロイドの問題がなければアトピー性皮膚炎についての知名度もここまでは上がらなかったのではないかと考えられる。

第2章　患者を取り巻くさまざまなセクター

ステロイド外用薬に関して、しばしば医師と患者の考え方はすれ違う。多くの患者はステロイドの副作用を気にしてできることなら使用したくないと考え、医師のほうは薬を使用しないで症状が悪化することのほうを気にしてステロイドを使うよう患者を説得する。医師は、自分が医学教育や臨床の現場で培ってきた知こそが絶対的なものだと考えがちだが、患者にとってこうした医師の「専門知」は、数ある考え方のひとつに過ぎない。患者は、複数の考え方に触れ、それに自分の経験を当てはめながら、医師とは異なる「患者の知」を作り上げている。

本章では、ひとつの病気に対し、複数の治療の場が存在し、それぞれの場によって異なる病気の理解の仕方が存在していることを示す。

1　専門職セクター、民俗セクター、民間セクターの3セクター

ひとが病気にかかったとき、それに対処するための場所は病院だけではない。家で母親にケアしてもらったり、民間医療の治療者を訪ねたりと、病気に対処する場所はさまざまである。医療人類学者のアーサー・クラインマンは、こうした複数の医療に関する場を、専門職セクター、民間セクター、民俗セクターの3つに分類した（図2）。専門職セクターとは、基本的には近代医療のことを指すが、中国であれば、伝統的中国医療、インドであればアーユルベーダのように、伝統医療が専門化し制度化されたものも含まれる。民間セクターとは、素人の場であり、個人、家族、社会的ネットワーク、地域社会を含むセクターである。民俗セクターとは、非専門職、または非官僚的な専門家たちの領域を指し、台湾であれば接骨医や薬草医、シャーマン、運勢占い師、星占い師、人相見、風水師、薬の行商人、マッサージ、呼吸法、柔軟体操の教師や実践家、産婆などがこの領域に含まれる。ただ、クラインマンも指摘しているように、こうした民俗的治療者は、民間セクターのヘルス・ケアに溶け込んでおり、民間セクターと民俗セクターを厳密に分けることは難しい。

ここではクラインマンによる3つのセクターの分類を踏襲しながら、日本とイギリスに存在する複数のセクターについて紹介する（図3）。

専門職セクターとは、近代医療に代表される法的に認可された医療専門職セクターのことを指す。日本

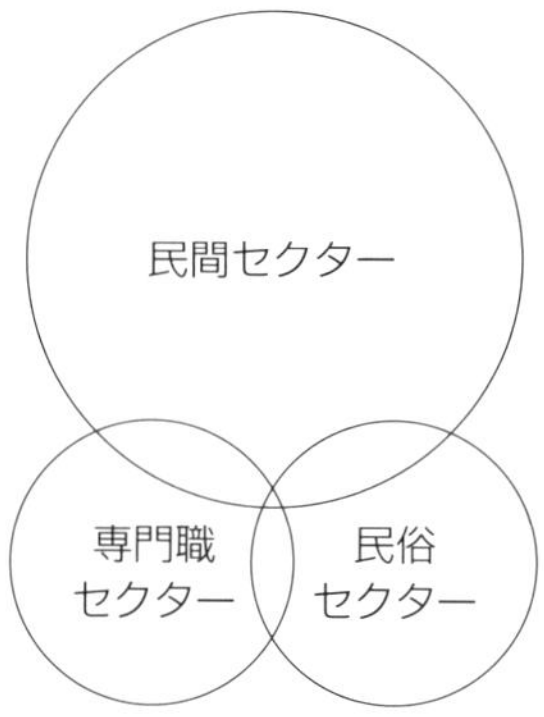

図２　クラインマンによるカテゴリー（クラインマン 1992 より筆者改変）

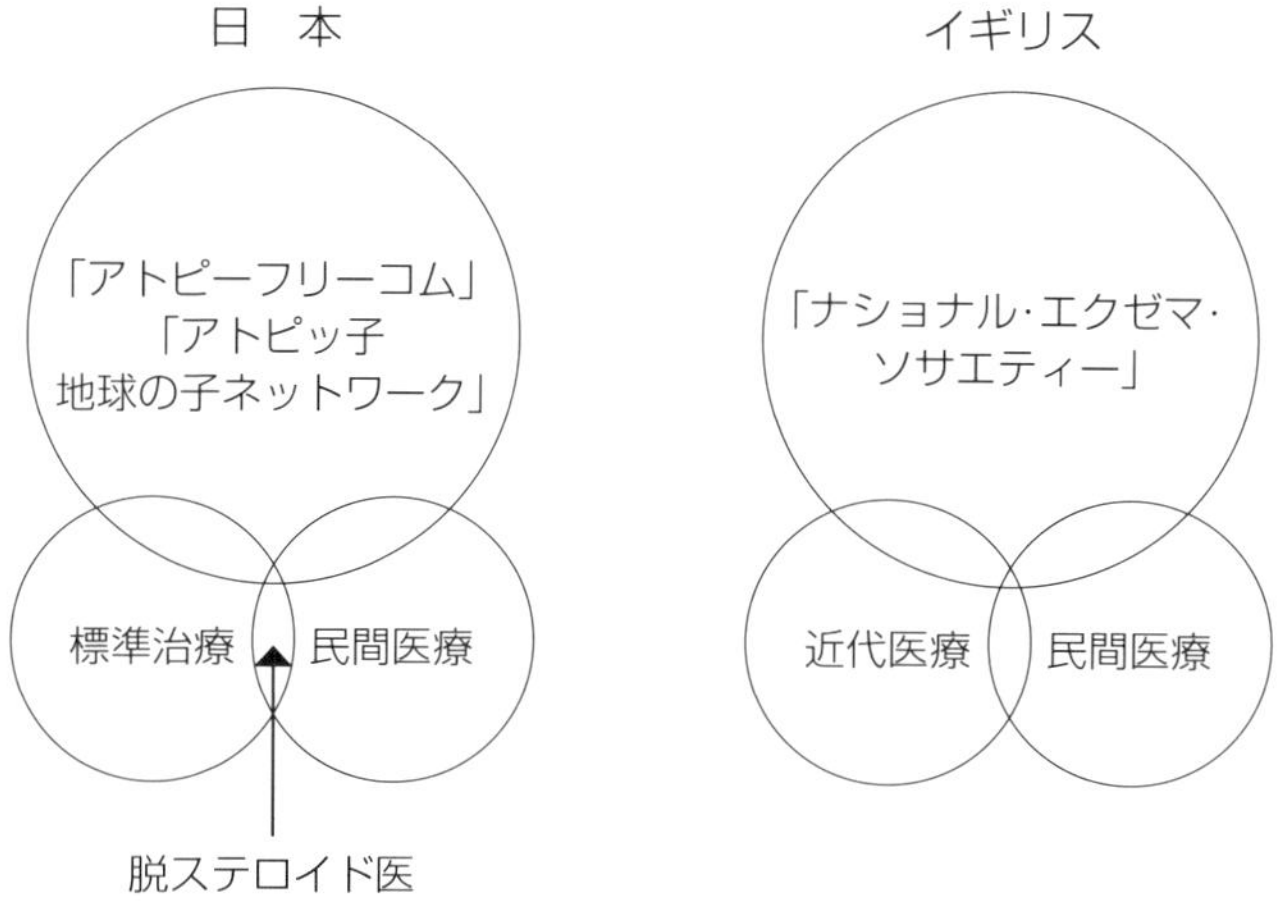

図３　各セクターと各グループ（筆者作成）

の場合は、標準治療がまさにこれに当たる。イギリスでは特に標準治療という言葉は使われずにいるため、イギリスにおける治療を指すときは近代医療という言葉を使うが、実質的には日本の標準治療とほぼ同じ治療内容となる。

いわゆる民間治療や民間医療と呼ばれるものは、民俗セクターに分類される。池田光穂は、「民間医療」を定義する際に、これを近代医療以外のものであれば何でも含む残余カテゴリーだと述べているが、民俗セクターはそうした「その他」の治療法を含みこむものと捉える［池田 1995: 202-204］。温泉療法やクロレラ、水療法などさまざまなアトピービジネスと揶揄された治療法はここに位置づけられるだろう。

なお、脱ステロイド医は、専門職セクターと民俗セクターの中間に位置づけられる。彼らは、医師免許を持った皮膚科医であり、制度的には専門職セクターに位置するが、行っている治療内容が近代医療の理論とは異なり、民俗セクターで行われている脱ステロイド療法と重なる。佐藤純一は、①制度的医療（医師免許のある医師による医療）以外の医療、②近代医学理論（標準的医学理論）以外の理論による医療、のどちらか（または両方）にあたる治療法を「民間医療」とする、という定義付けを行っている［佐藤 2000a: 19］。佐藤の定義に従うと、脱ステロイド医は民間医療という位置付けになる。佐藤の定義は、近代医療と民間医療の中間に位置するものはすべて民間医療に含め、中間や例外を許さないカテゴリー分けを行っている。カテゴリーを作る以上、例外を作らない姿勢は正しいともいえるが、実感として、脱ステロイド医を民間医療に含めるのには疑問を感じる。脱ステロイド医は医師として治療を施しており、患者も彼らが医師であるからこそ信頼して通院している。患者の認識からしても脱ステロイド医の認識からしても、脱ステロイド医を民間医療と位置づけるのは、彼らの感覚から大きく外れることになるだろう。そのため、本書では、脱ステロイド医を専門職セクターと民俗セクターの中間と位置づける。民間セクターには、NPO、NGOなどの非営利組織とその他の患者団体が含まれる。こうした団体は、「第三セクター」、「非営利セクター」、「協セクター」などという言葉で呼ばれてきたセクターと同義で、国家主導でも民間主導でもない、市民から出てきた非営利組織に担われる団体のことを指す。本論で紹介する患者団体「アトピーフリーコム」と認定NPO法人「アトピッ子地球の子ネットワーク」、イギリスの患者団体「ナショナル・エクゼマ・ソサエティー」はここに位置づけられる。

2　医療的多元論と補完関係

このように、アトピー性皮膚炎患者の周りにはいくつもの異なるセクターが共存している。次章以降ではこうした異なるセクター間の関わり合いに注目しながら論を進めていくが、ここではその前提となる理論を2点抑えておきたい。

1点目は、「医療的多元性」「医療的多元論」、または「多元的医療システム」と呼ばれる理論である。この概念は、チャールズ・レスリーら人類学者によって深められてきたもので、多くの社会では、近代医療だけではなく、東洋医学、アーユルベーダ、ホメオパシーなどさまざまな医療が共存しているという事実を表したものである。これは、医療といえば近代医療ばかりを思い浮かべる一般的な発想を覆した概念といえるだろう。レスリーは、中国では中医学と近代医療が共存状態にあり、インドではホメオパシー、アーユルベーダ、ユナニ医学が近代医療と共存している例をあげながら、こうした伝統・民間医療が近代医療とともにある程度の正統性を獲得しながら社会の中で受け入れられている様子を描いた［Leslie 1974］。日本の医療について調査を行った大貫恵美子は、宗教、漢方、生医学がそれぞれの形で医療を担いながら日本社会のなかにしっくりとはめ込まれている様子を描いている［大貫 1985］。

こうした医療的多元論者のもっとも大きな功績は、いくら近代医療が流入してきても伝統医療や民間医療は廃れることなく存在し続けることを発見したことだろう。優れた近代医療が流入すれば、それに劣るその他の医療は衰退していくとする一般的な想定は裏切られたのである。

これはなぜかという説明が、本書の重要なポイントとなる2点目の理論である。人類学者のジョン・ジャンゼンは、ザイールで近代医療が流入した後の土着の医療について調査をし、以下のように述べる。

> ザイールの人々は、西洋医学の利点を認め、その薬、手術、病院でのケアを求める。しかし、予想されていたのに反して、ネイティブの医者、占い師、親族間での伝統的な相談は、西洋医学の採用と共に消え失せることはない。むしろ、異なる形態の治療が、人々の思考や生活の中で、競合的というよりも補完的な役割を果たすという生活様式が発展しているのである。［Janzen 1978: 3］（筆者訳）

ジャンゼンは、土着の医療が、近代医療の補完的な役割を演じることによって、衰退することなく発展しているとと述べているのである。この近代医療とその他の医療の補完的な関係という視点は、本書でも重要なポイントとなる。なお、ジャンゼンと同様な補完関係についての説明は、これだけ医療が発展した日本において、なぜ祈祷師に治療相談をしに行く人が絶えないのかということを考察した波平によってもなされている。波平は、祈祷師に治療相談に訪れる人々は、医療機関が扱う個人の病気だけを問題にしているのではなく、家族が巻き込まれているトラブル全体や人生の苦しみといったものを問題にしていると述べる。こうした病者のニーズは、必ずしも医療機関だけで解決されるものではないため、祈祷師などがその部分を引き受けることになる。こうして、近代医療とその他の医療の間で相互補完的な関係が結ばれる。近代医療が覇権的になるほど、近代医療が扱えずに取りこぼしてしまうものが出てくるので、それを拾い上げる伝統・民間医療のニーズが増すということである［波平 1985, 1987, 1990］。

こうした補完関係という考え方は、土着の医療があるところに近代医療が流入して起きる場合だけでなく、近代医療の隆盛に伴って、その後から民間医療が興隆する場合にも見出せる。20世紀になると、日本や西欧諸国では漢方やホメオパシー、カイロプラクティク、鍼灸、ハーブ療法、リフレクソロジーなど、さまざまな民間医療が、患者のニーズに後押しされる形で興隆し始める。これらの治療法の多くは、19世紀には近代医療の圧倒的な力により抑圧されていたものだった。19世紀の近代医療の発展に伴い、近代医療の問題点が補われるような形で、民間医療が発展してきていると考えれば、民間医療の復活は「近代医療の足りないものをその他の医療が補完する」という補完関係理論をよく説明する。たとえば、近代医療の問題点として、短い診察時間や患者を見ずに病気だけを見る非人間的なあり方、薬の副作用などが挙げられるが、多くの民間医療では、診察時間が長く、患者を人間的に扱い、薬も副作用のない自然なものを使うといった、近代医療を裏返しにしたような特徴が見いだせる。そう考えれば、民間医療が近代医療の足りない部分を補うことによって患者の心を捉え、ニーズを伸ばしているという考え方は納得がいくだろう。民間医療の研究を行った池田光穂、黒田浩一郎、佐藤純一、村岡潔は、民間医療は、近代医療が見捨てたりうまく扱えなかったりする患者を対象とし、近代医療が与えられないものを与えることによって、生き延びていると述べる［池田 1995; 黒田 2000; 佐藤 2000c; 村岡 2000］。

土着の医療を調査していたジャンゼンから、現代の民間医療を扱う池田などの研究者に至るまで、民間医療を近代医療との補完関係のなかで理解していこうとする態度が見られたが、これは本書のパースペクティブとも重なり合う。本書では、標準治療、脱ステロイド医、民間医療、患者団体がそれぞれどのような補完関係を築いているのか、という視点からこれらについて詳述する。

第3章　専門職セクター――標準治療・近代医療

　専門職セクターとは、基本的には近代医療のことを指す。日本でもイギリスでも、普通の病院に行って受けるのが近代医療である。近代医療は科学に基づき、文化的な違いにあまり影響されず、同じような治療を世界中で提供するという特徴があるため、日本でもイギリスでもアトピー性皮膚炎に対する近代医療の治療はほぼ同じである。しかし、日本ではこの近代医療に基づくアトピー性皮膚炎治療を「標準治療」と呼ぶようになったのに対し、イギリスでは特に標準治療という言葉は使われずにいる。そのため、イギリスにおける治療を指すときは近代医療という言葉を使う。

　この標準治療という言葉は、日本のアトピー性皮膚炎治療のなかではアトピー性皮膚炎治療のガイドラインが制定された1990年頃から使われ始めた。このガイドライン制定の背景には、脱ステロイド療法のような治療法や数多くの民間医療に対し、自分たちの治療の正統性を主張する意識があったように思われる。しかし、イギリスにはそうした対抗的な治療法がなく、主流の治療法は近代医療の治療法ひとつであるため、特に自らを標準治療としてアピールする必要性に迫られていないものと推測される。

1　日本の標準治療のガイドライン

アトピー性皮膚炎における標準治療とは、「社団法人日本皮膚科学会などが作成した治療ガイドラインに基づいた、科学的根拠のある治療のこと」を指す［ＮＰＯ法人日本アレルギー友の会 2010: 154］。

今までに、日本でまとめられたアトピー性皮膚炎標準治療のガイドラインは4種類ある。第一は、１９９３年の第５回日本アレルギー学会春季臨床大会の特別シンポジウム「アレルギー疾患の治療ガイドライン」をもとにまとめられたものである。第二は、厚生省長期慢性疾患総合研究事業アレルギー疾患総合研究アトピー性皮膚炎班により作成され、1999年に公表された「アトピー性皮膚炎治療ガイドライン１９９９」である。これは、「アトピー性皮膚炎治療ガイドライン２００５」として２００５年に改定版が出されている。第三は、日本アレルギー学会が、前述の厚生省長期慢性疾患総合研究事業アレルギー総合研究アトピー性皮膚炎班によるガイドラインに基づいて作成した「アトピー性皮膚炎診療ガイドライン２００６」である。これは、比較的シンプルに書かれた２００５年度版のガイドラインを、さらに詳しく説明する解説書のような役割を果たす。なお、このガイドラインは、複数の診療科の医師を対象とするガイドラインを目指し、皮膚科医と小児科医がペアとなって執筆されており、必要に応じて内科医も参加している［山本・河野 2006］。第四のガイドラインは、日本皮膚科学会によって作成された「アトピー性皮膚炎診療ガイドライン」である。これは、２０００年に「アトピー性皮膚炎治療ガイドライン」として公表されたが、２００３、２００４、２００８、２００９年にそれぞれ改訂版が出ている。なお、このガイドラインは、皮膚診療を専門とする医師向けに書かれている。

ここでは標準治療がどういったものかを説明するために、日本皮膚科学会によるガイドラインの概要を説明する。

2 治療のゴール

まず、治療の目標は以下のような状態に患者を導いていくこととされている。

（1）症状はない、あるいはあっても軽微であり、日常生活に支障がなく、薬物療法もあまり必要としない。
（2）軽微ないし軽度の症状は持続するも、急性に悪化することはまれで悪化しても遷延することはない。

［古江ほか 2009: 1521］

後述するが、標準治療の治療のゴールは、脱ステロイド療法の治療のゴールとは異なっている。脱ステロイド療法が、ステロイドの使用を止めることにより、リバウンドという激しい悪化を経る場合が多いのに対し、標準治療はこうした悪化を避け、常に症状がない、もしくは軽微な状態に留めておこうとする。そして、そうした状態を保つためには、ステロイドを中心とした薬物療法が治療の基本となる。ガイドラインでは、薬物療法の説明として次の説明が加えられている。

アトピー性皮膚炎は遺伝的素因も含んだ多病因性の疾患であり、疾患そのものを完治させうる薬物療法はない。よって対症療法を行うことが原則となる。［古江ほか 2009: 1521］

あくまで、標準治療の基本は、薬で症状を抑える対症療法となる。これは、ステロイドの使用を止めることによってアトピー性皮膚炎自体が治る、もしくは軽減されると考える脱ステロイド療法と対照的である。

3　薬物療法

現時点で、アトピー性皮膚炎の炎症を鎮静し、有効性と安全性が科学的に立証されている外用薬は、ステロイドと先にも述べた免疫抑制剤の一種であるタクロリムス軟膏の２種類である。タクロリムス軟膏はステロイドとは異なる機序で炎症を抑制する。タクロリムスをアトピー性皮膚炎治療用に軟膏にしたものがプロトピック軟膏という名称で１９９９年より発売されている。現在の標準治療では、ステロイド外用薬を中心に、タクロリムス軟膏と組み合わせながら使用していくのが基本となっている。

ごく簡単にステロイド外用薬とタクロリムス軟膏の使用方法を説明したい。ステロイド外用薬は、必要以上に強いものを使わないよう、体の個々の皮疹に見合った強さのものを組み合わせて使う。たとえば、顔は腕の13倍高く薬を吸収するため、顔には腕に使うものよりも弱いランクのステロイドを使うことになる。症状が悪化した場合は、1日2回ステロイドを塗布するが、徐々にステロイドのランクを下げるか、ステロイドを含まない外用薬に切り替えていくべきであり、1日1回、または1日おきに減らしていく。ただし、その場合には、症状が再燃して酷くならないように確認する必要がある。なお、急激にステロイドを中止することは避けるように書かれている。

副作用については、以下のように書かれている。

> ステロイド外用薬を適切に使用すれば、日常診療における使用量では、副腎不全、糖尿病、満月様顔貌などの内服薬でみられる全身的副作用は起こり得ない。局所的副作用のうち、ステロイド痤瘡、ステロイド潮紅、皮膚萎縮、多毛、細菌・真菌・ウイルス性皮膚感染症などは時に生じうるが、中止あるいは適切な処置により回復する。〔古江ほか 2009: 1526〕

また、その他に、ステロイド外用薬の3ヵ月までの使用では副腎機能抑制も生じるが、ステロイドの使用を中止すれば元に戻ると述べられている。副腎は炎症を抑えるためのホルモンを分泌する。本来、人間の体は自然にこのステロイドホルモンを作っているが、ステロイドを使っていると、自らステロイドホルモンを作る能力が抑えられてしまう。副腎機能抑制とはこのことを指す。3ヵ月間ステロイドを使い続けると、自らステロイドホルモンを作る機能が弱まってしまうが、ステロイドの使用を中止すれば、副腎機能はまた回復するということである。

タクロリムス軟膏は、ステロイド外用薬では効果が不十分であったり、ステロイドの副作用が見られて投与が躊躇されたりする場合によく使用される。ステロイドの使用がためらわれる顔面などに使用されることが多い。ステロイドの場合と同様、徐々に使用量を少なくしていくべきだと述べられている。

タクロリムス軟膏の副作用としては、塗ると灼熱感、ほてり感といった刺激症状があらわれることがあるが、皮疹の改善に伴い消失していく。また、タクロリムス軟膏は免疫を抑制するため、皮膚感染症を誘発する可能性がある。その他、瘡、瘡様皮疹、酒さ様皮膚炎が起こる可能性もある。また、マウスによる実験では、リンパ腫、皮膚がんの発現が報告されている。

4　標準治療の問題点

日本皮膚科学会のガイドラインは、ステロイド外用薬やタクロリムス軟膏を使いながら症状が治まっていく多くのアトピー性皮膚炎患者にとっては非常に有効なものだと考えられる。日本におけるアトピー性皮膚炎患者（大学生）のうち、72・7％が軽症、21・9％が中等症、4・2％が重症、1・3％が最重症に区別されており、大半の患者は軽症の部類に属することがわかる［山本・河野 2006: 11］。ガイドラインが、主に標準的な患者を対象に作られているとすれば、その中心は主に軽症のアトピー性皮膚炎患者ということになるだろう。

ただし、標準治療の問題点は、アトピー性皮膚炎患者全体の数パーセント存在する重症、最重症の患者にとって必ずしも有効ではない点にある。インタビューをしてわかったのは、塗っているうちにステロイドが効かなくなっていき、徐々にランクを上げていかねばならなくなった人がみられることだが、ガイドラインではこうしたことには一切触れられていない。ステロイドが効かない患者が存在するということは、ステロイド外用薬の有効性について調査を行った古江らの研究結果にも現れている。古江らは、１２７１人のアトピー性皮膚炎患者を対象に、６ヶ月間ステロイド治療を行いその効果を測定した。その結果、多くの患者はステロイド外用薬によって良好なコントロールが得られたが、乳児の７％、子どもの10％、大人の19％において、強いランクのステロイド外用薬を用いても、重症、最重症のまま改善が見られなかった［Furue et al. 2003］。成人患者の約20％に対して、ステロイドが効かないというこの調査結果は、ステロイドを中心とした標準治療の問題点を突くものだといえる。調査からは、年齢が上がるほど、ステロイドが効かなくなっていることが読み取れる。論文には、被験者が今までどれほど長くどれほどの量のステロイドを使い続けてきたかは記されていないが、重症、最重症で、ある程度年齢がいっている成人患者が今まで相当量のステロイドを使い続けてきたであろうことは想像に難くない。この論文では明言されていないが、ステロイドを長期的に使い続けるほど、それが効かなくなっていくという可能性がここから読み取れる。

ガイドラインでは、「3ヵ月以上にわたって1日5gないし10g程度のステロイド外用薬を連日継続して使用することはきわめて例外的であるが、そのような例では定期的に全身的影響に対する検査を行う必要があり、ステロイド外用薬の減量を可能ならしめるよう個々の患者に応じて適切な対応が検討されるべきである」［古江ほか 2009: 1525］、と記されているが、3ヵ月以上どころか、数年、数十年にわたってステロイドを使用し続けている人がインタビューのなかでも多くみられ、しかもステロイドが徐々に効かなくなってきている事実がある。ガイドラインでは、「例外的」として扱われている人々が、実際には数多く存在するであろうことは、インタビューからも、古江らの調査からも推測される。このように、長期にわたって徐々に強度を上げながらステロイドを使い続けざるを得ない患者が一定数いるという事実をなかったことのように扱っている標準治療のガイドラインには問題があるといえるだろう。

なお、日本皮膚科学会のガイドラインでは、ステロイドが徐々に効かなくなっていくという点については一切触れられていないが、日本アレルギー学会のガイドラインではこれについて言及されている。薬の効果が使ううちにだんだん弱まっていくことを、タキフィラキシーという言葉で表すが、ここでは以下のように記されている。

> 米国皮膚科学会のアトピー性皮膚炎の診療ガイドラインには専門家によりステロイド外用薬にタキフィラキシーが生じうる可能性が指摘されているが、その根拠となる研究や論文はないと記載されている。［山本・河野 2006: 69］

さらにこの文章に続き、前述の古江らの報告も引用されている。ここでは、ステロイドが使い続けるうちに効果がなくなるとは書かれていないが、「今後も引き続いてステロイド外用薬におけるタキフィラキシーの実態調査、本態の解析などが必要と考える」［山本・河野 2006: 69］と述べられ、タキフィラキシーが起こりうる可能性が示唆されている。

　実際のところ、このステロイドが効かなくなっていくという点に関して、医師の中ではこれを否定しようとする意見のほうが強い。日本皮膚科学会の皮膚科医の竹原や標準治療に基づく患者団体ＮＰＯ法人「日本アレルギー友の会」などは、ステロイド外用薬が効かなくなるということはないと断言している［竹原 2000: 159；ＮＰＯ法人日本アレルギー友の会 2010: 88］。日本皮膚科学会が、ステロイドの効果が減弱していくことを否定する傾向があるのに対し、日本アレルギー学会では、タキフィラキシーについて触れているだけ、それよりも中立的な立場にいると考えられる。

　また、日本アレルギー学会のガイドラインには、「長期使用中に突然中止すると皮疹が急に増悪することがあり、中止、変更は医師の指示に従う」［山本・河野 2006: 7］という一文があり、リバウンドの存在についても言及されている。日本皮膚科学会のガイドラインでは、リバウンドについても触れられておらず、タキフィラキシーやリバウンドといったステロイドの否定的な側面をないものとして扱っている点で問題があるといえるのではないか。

5　標準治療からのアトピービジネス・脱ステロイド療法に対する批判

　標準治療の問題点として、使っているうちにステロイドの効果が弱くなっていくことや、リバウンドといったステロイドを使う上でのリスクについて触れていない点を挙げたが、標準治療の側からみれば、それ以外の治療法、特に脱ステロイド療法にも問題はある。ここでは、標準治療がどのように脱ステロイド療法などその他の治療法を批判しているか紹介したい。複数の治療法が共存している場合に、それらの治療法同士が結ぶ関係は、敵対的であったり友好的であったりと、その時代や状況によって異なる。本事例からは、標準治療と脱ステロイド療法の敵対的な関係が読み取れるだろう。

脱ステロイド療法に対して、もっとも明確に批判を表しているのが、金沢大学医学部皮膚科教授で、日本皮膚科学会「アトピー性皮膚炎・不適切治療健康被害実態調査委員会」委員長を務める竹原和彦である。竹原は、『アトピービジネス』という本を上梓し、その中で脱ステロイド療法を含む、標準治療以外の治療法を徹底的に批判した。なお、「アトピービジネス」という言葉は、「アトピー性皮膚炎を対象とし、医療保険診療外の行為によってアトピー性皮膚炎の治療に関与し、営利を追求する経済活動」［竹原 2000: 97］と定義される。この言葉のイメージからすると、水療法や健康食品、エステといった医療機関以外の企業が主導する営利活動といったイメージが湧くが、「医療機関および医師によって実践、後援されているもの」［竹原 2000: 97］もこの批判の対象に含まれる。実際のところ、医療機関による、医療保険診療外の治療と民間医療との境は非常に曖昧になっている。

竹原は、アトピービジネスが流行る仕掛けを分析しているが、その中から特に重要だと思われる点を挙げたい。1点目は、医薬品と異なり、健康食品や化粧品には厳密なコントロール試験が要求されることがないため、誇大広告がまかり通るという点である。2点目は、アトピー性皮膚炎は自然に寛解する場合もあるため、そうした例が、あたかもアトピービジネスの治療法により治ってしまったように見えるという点である。どんな療法を試しても、ある一定の割合で、自然寛解してしまう患者はいるはずで、そういう人をその療法のおかげで治ったと捉えている点に問題がある。3点目は、ある療法で疾患が悪化しても、アトピー性皮膚炎の場合は、「過去のステロイド外用薬使用のリバウンド現象」、「体の中から毒が出ており、体の中に貯めるより出し切ったほうがよい」、「一見悪化したようにみえるが、実は良くなる前の好転現象だ」といった言い訳が用意されているので、受け入れられてしまう点。4点目は、マスコミなどの宣伝により患者の期待感が高まる点。心理的には、患者の払う経済的対価が高価であるほど、また、身体的、時間的負担が大きいほど、「あんなにひどい状態に耐えてきたのだから、治らないはずがない」というように、その療法は効くはずだという期待感が高まる。また、ステロイド外用薬の危険性をあおりながら、実際にはステロイドを併用しているというケースもある〔竹原 2000: 110-113〕。

こうした分析をしながら、竹原はアトピービジネスを徹底的に批判する。ここで批判されている内容は、多くの民間医療に当てはまるもので、いわゆるビジネスの手法に対する批判といえるだろう。

なお、竹原自身が1998年に全国11の大学病院皮膚科で行った「不適切治療調査」によると、こうした治療の大半は、企業主導による民間医療ではなく、医療機関によるものだということがわかる。竹原は、不適切治療と判断された140例のうち、33%が医療機関による特殊療法、30%が医療機関による脱ステロイド療法で、全体の半数以上を占めていることを明らかにしている。その他が医療機関以外の機関による健康食品、脱ステロイド療法、化粧品、水療法などとなる〔竹原 2000: 177〕。

こうした不適切治療のうち、竹原は「医療保険診療外の行為によってアトピー性皮膚炎の治療に関与し、営利を追求する経済活動」〔竹原 2000: 97〕を「アトピービジネス」と定義し、営利追求目的のビジネスを批判する形で、ステロイド批判をする治療法を封じようとしているが、筆者が調査をした脱ステロイド医は、医療保険診療の範囲内で、営利追求目的ではなく脱ステロイド療法を行っており、こうした存在が「不適切治療」と括られた治療法のなかにも相当数含まれているはずである。このことは頭に入れておくべきだろう。

竹原は、『アトピービジネス』のなかで、こうした脱ステロイド医に対する批判も展開している。これは、前述の「アトピービジネス」に対する批判とは異なり、ステロイドのリスクをめぐる見解の違いが焦点となっている。まず、竹原は、「ステロイド外用を続けているうちに効かなくなる」という主張に反論する。「私の大学病院ではアトピー性皮膚炎で入院した全ての患者が、二週間から長くても一ヶ月のステロイド外用の治療でいったんは皮疹が略治の状態になって退院している。…正しい外用法の指導に従った患者さんは一例の例外もなく皮疹の改善をみている」として、ステロイドが効かないと思われているのは、ステロイドの量やランクが十分でなかったなど、処方の仕方や使用の仕方に問題があったせいだと述べる［竹原 2000: 159］。

また、脱ステロイド療法は、「アトピー性皮膚炎を悪化させているのはステロイド外用薬で、これを止めればアトピー性皮膚炎は治る」と考えるが、これに対して竹原は次のように反論する。ステロイド外用薬の副作用のひとつに酒さ様皮膚炎というものがあり、これは主に顔面が紅潮してほてり、ニキビなどができる症状であるが、竹原は、ステロイド外用薬の中止により、この酒さ様皮膚炎という「別の疾患」が改善しているだけで、アトピー性皮膚炎そのものが改善しているわけではない、と述べる［竹原 2000: 163］。

さらに、脱ステロイド療法においては、ステロイドの外用を中止した後に、アトピー性皮膚炎の炎症をいかに制御するかという方法論が確立されていない点も批判の対象となっている［竹原 2000: 163］。標準治療では、症状の激しい悪化を回避し、常にある程度のＱＯＬ（生活の質）を維持しながら病気と付き合っていくことが目標となっている。そのため、脱ステロイド療法が、激しいリバウンド状態を避けるための手段なしで、患者にリバウンドを耐えさせるというのは、標準治療の見解に反すると考えられる。ここに、リバウンドを耐えてアトピー性皮膚炎を治すことを目標にする脱ステロイド療法と、リバウンドのような激しい悪化を避けようとする標準治療の差が現れている。

竹原は、ステロイドに対する無用の恐怖を抱いた患者がアトピービジネスに走り、症状が悪化してきたのを見て、自分たちは「科学的根拠を欠く脱ステロイド療法の尻拭いをしてきたと言っても過言ではない」［竹原 2000: 164］と述べ、脱ステロイド療法への怒りを露わにする。このように、標準治療の皮膚科医が、脱ステロイド療法に対して抱く敵意は非常に強い。

次に、患者が実際に標準治療を受けてどういう体験をしているかを示すために、２人の患者の事例を紹介したい。１人目の浩二さん（21歳男性）は、比較的軽症のアトピー性皮膚炎患者である。前述のように、日本におけるアトピー性皮膚炎患者（大学生）の72・７％が軽症に分類されるため、浩二さんの例はマジョリティの患者の例といえる。一方、２人目の咲江さん（30歳女性）は、比較的重症のアトピー性皮膚炎患者である。重症、最重症の患者はアトピー性皮膚炎患者（大学生）のわずか５・５％ほどで全体的にみれば数が少ないが、それだけ多くの問題を抱えている層である。

【事例】浩二（21歳男性）「病気っていうより体質って感じが強くて。自然な感じ」

浩二さんはまったくアトピー性皮膚炎だとはわからないほどの健康そうな皮膚の持ち主にみえる。当時大学生だった彼は、筆者とも大学でよく顔を合わせていたが、本人がアトピー性皮膚炎だと言うまでそうだとはまったくわからなかった。彼は、もっとも一般的な成人アトピー性皮膚炎患者のケースといえるかもしれない。標準治療にもとづきステロイドで症状を抑えながら、日常生活を支障なく送っていく。医師を信じ、怪しげな民間療法などにはまってしまうこともない。ステロイドは使いたくはないけれども、必要だと考えている。

たぶん、5～6歳から小学校3～4年までっていうのはそんなに酷くなかったはずだけど、あんまり覚えてなくて。中学受験の勉強始めたらとたんに（アトピー性皮膚炎が）戻ってきて、そこから二度と回復してないので。そこからずっとこんな感じ。それで、医者行くと、酷いときはステロイドをもらって、塗ると1週間かからないくらいで治まって、治まったらまた薬を戻すと。大丈夫なときはそのまましばらく大丈夫だし、だめなときはそれで。（症状が）なくなったらまた（薬を使わない状態に）戻って、というのを繰り返すっていう。でもお医者さんは、もうその繰り返ししかなくて、そこで強いのを使えば使うほどどんどん酷くなるから、弱いのと止めるのを繰り返すしかないっていう。だからずっと使ったり使わなかったりをくるくるくるくる繰り返したまんま。嫌だけどしょうがない。しょうがないけどでもやっぱり、根本的に治す方法はないんだろうなとしか思ってないから、なんか変なものに走ったりもせず。

浩二さんは自分がアトピー性皮膚炎をもっているという意識は常に持ち続け、それをステロイドで抑えながら日常生活を送っていくという考え方をしている。彼にとっては、アトピー性皮膚炎は治す対象ではなく、付き合い続けなければいけない自然な体質と捉えられている。

（アトピー性皮膚炎は）気づいたときにはもうあったものだから、きっと視力が悪い人が眼鏡かけてるのと同じような感覚なんじゃないかなっていう。…だって、別に何とか菌がずっとあなたの体にいるのでってわけでもないし、こういう体質なんだろうって思ってるから。病気っていうより体質って感じが強くて。自然な感じ。

標準治療では、アトピー性皮膚炎は根治するべきものとは捉えず、ステロイドを用いながらコントロールし、日常生活に支障のない状態を保っていくことを治療のゴールとしている。浩二さんの述べるように、アトピー性皮膚炎は、治すべき病気というより、一生付き合っていかねばならない体質として捉えられる。多くの軽症のアトピー性皮膚炎患者は、浩二さんのようにアトピー性皮膚炎と付き合いながら症状をコントロールしていくことができると考えられるが、重症の患者の場合はどうなのだろうか。次に、咲江さん（30歳女性）の事例を紹介したい。

【事例】咲江（30歳女性）「年々悪い日が増えてきているような感じがする」

咲江さんとは、「アトピッ子地球の子ネットワーク」で知り合った。筆者も咲江さんも「アトピッ子地球の子ネットワーク」には深く関わっており、月に1回行われていた患者交流会や、毎年夏に行われるキャンプのボランティア、その他お花見や炭焼き、お正月、忘年会、食事など、年間さまざま行われるイベントで顔を合わせてきた。咲江さんは介護士として働いているため、日勤、夜勤のスケジュールが変則的だが、イベントには予定を調整してよく参加していた。咲江さんは、剣道をやっていたこともあって、体力的にタフだと自負している。ただ、咲江さんはアトピー性皮膚炎だけでなく喘息と花粉症も患っており、そちらの症状のせいで思うように体がついてこない場合もある。咲江さんの場合は、自身が介護士で病院勤めのせいもあり、病院の医師に対しては信頼をおいて治療を受け入れている。そのため、民間療法のようなものに手を出すこともなく、標準治療を遵守しながら病気と付き合ってきている。咲江さんへのインタビューは、２００８年に1回目、２０１０年に2回目を行った。

咲江さんのアトピー性皮膚炎が目立って現れ始めたのは、短期大学に入ってからだった。短期大学最初の2年間は、通学に片道1時間45分かかる場所に校舎があり、通勤ラッシュやアルバイトの疲れから、花粉症が出始めた。花粉症のせいで顔がパンパンに腫れ、アレルギー性鼻炎とアレルギー性結膜炎にもなった。アレルギー性鼻炎は薬を飲んでも効かず、ポケットティッシュを5個も10個も持ち歩かなければならない状態だった。結膜炎も酷く、そのせいで視力が一気に落ちてしまった。その時以来、鼻炎と結膜炎とぜんそくを抑えるために、毎日抗アレルギー剤を飲み続けている。

咲江さんは短期大学の途中で、大学の3年生に編入し、そのことによってキャンパスがさらに遠くなる。通学に片道2時間ほどかかる場所だったため、咲江さんの調子はさらに悪くなっていった。ステロイドの点鼻薬をしても、抗アレルギー剤を飲んでも、ステロイド内服薬を飲んでも、アレルギー症状は治まらなかったため、大学3年生の夏にいちど入院している。その後2度レーザーで鼻の手術と減感作療法を試しているが、いずれもそこまでの効果はなかったようで、症状は横ばいだった。

大学卒業後、就職するが最初の職場は肌が合わず3ヵ月で辞める。仕事を辞めてからわずか20日間で、今度はヘルパーの仕事が決まり、すぐに働き始めた。アレルギーの症状は酷かったが、咲江さんの場合は、剣道をやったりスポーツクラブに行ったり遊びに行ったりと活動するのが好きだったため、薬を使いながらそういった活動も続けていた。

　良かったときはやっぱり元気という、夜勤してもそのまま遊びに行っちゃったりとか。あまりほかの薬を使わない人からいうとひんしゅくを買うけど、ちょっとぐらい悪くなってもこの薬を持っているから、何かあったら使えばいいやという感覚で結構無茶をしていたの。

しかし、25歳のときには、喘息が出始め、今までのように無茶をするのは難しくなってくる。

なお、咲江さんは薬で症状を抑えなければやっていけない状態が続いており、花粉症、ぜんそく、アトピー性皮膚炎の薬をそれぞれかなり使って状態を維持している。咲江さんが28歳のときに行った２００８

年のインタビューでは、保湿剤、抗アレルギー剤を2種類、喘息の内服薬を飲み、その他に、喘息の吸入器が2種類、プロトピック、ステロイド外用剤のアンテベート（5段階の強さの上から2番目の「非常に強力」なもの）とロコイド（下から2番目の「中程度」のもの）を塗り、具合が悪くなったらステロイドを内服していた。肌が弱いため、白癬菌やヘルペスにもよく感染する。結膜炎が酷かった時には、免疫抑制剤を使わざるを得ないほどだった。同年の春には、花粉症で39度の熱が出てしまい、漢方薬を飲んで熱を下げたという。このインタビュー時には、主食が食べられなくなってしまい、10kgほど体重が落ち込んでいた。

２００８年のインタビューの数ヵ月後の冬、あまりにもアトピー性皮膚炎の調子が悪くなってしまい、咲江さんは8日間ほど入院してシクロスポリンを内服し症状を抑えた。入院後も咲江さんはお正月からまた仕事に復帰し働き続けた。

その後、２００９年にはまた違う病院に転職し、２０１０年に行った2回目のインタビュー時もそこで介護士として働いていた。しかし、この時には、咲江さんは調子の悪い身体で、この仕事を将来続けていくことに不安を感じていることを語った。

私、自分で体が続かないと思っているから。だからこの仕事が調子悪くなって、できなくなったらどうしようっていうのが、それが結構不安で。これ、65まで働ける自信ないし。…やっぱ、この仕事きついよね、年々。

こうした不安の背景には、自分の体調が年々コントロールできなくなってきていることへの心配がある。

年々（調子が）悪い日が増えてきているような感じがする。悪いままの状態がずっと続くようになっちゃうと、やっぱり仕事もきつくなってくるから。

咲江さんの場合は、薬を飲み続けていて、それを止めると体調が悪くなるため、このまま薬を飲み続けなければならない状態にある。

一回たんか切って、こんなに調子いいなら薬飲みませんといって、飲まなかったときがあるの。それもすごい調子がいい何もないときに、飲むの止めたことがあったんだけど、えらい具合が悪くなって。もうこれはだめだって。薬は効いているんだよ。君はそのことが分かるかいって（先生に）言われて。それでも今よりは全然調子が悪くならない、何年も前だったから。

薬を飲み続けなければならず、しかも、薬のレベルもすでにかなり強いものを使っているので、これ以上調子が悪くなったときに後がないという不安を咲江さんは抱えている。2回目のインタビューの直前にまた体調が悪い時期があり、そのときにはステロイドの内服を増やしても効果がなかった。

最初（ステロイドの内服薬の）プレドニン飲んでたの、調子が悪くって。プレドニン飲んでいたんだけどちっとも良くならなくて、ちょっとステロイドの飲む量を増やしたのね、ちっとも効かなくって。毎日（ステロイドを）塗っても塗らなくてもあの状態みたいになっちゃうと。…（ステロイド外用薬は）もともと上げられないマックスのを使っているのよ私、最初から。だから悪くなったときにたとえば他の人だとステロイドのランクを上げるとか。そういうレベルじゃない、自分のレベルが。

これだけ強い薬を使い続けなければならない背景には、そうして症状を抑えてでも働いて稼いでいかなければならないという状況がある。咲江さんのコミットしている「アトピッ子地球の子ネットワーク」には、ステロイドを使わないことが良いことだと考えている患者も多く集まる。そうした中にいることで、咲江さん自身ステロイドを使わなければやっていけない現状を抱えて混乱することがあるという。

アトピー性皮膚炎だけを考えたときに、確かにステロイドを使わない自分を考えたときに、生活の糧をどうしても考えちゃうんだよね。20歳とか22～23だったらいいんだけど、やっぱり28～29の今の状態を考えて。アトピー性皮膚炎以外のアレルギーもいっぱいあるから、そのときの自分をやっぱり考えちゃうの。そのときにどうしても（薬を止めることには）踏み込めずに。…仕事とかも別に派遣とかバイトでもいいんだけど、それが自分の体には一番いいんだけど。でも何か生活の糧感がないから。…やっぱり医療費も掛かるし、具合が悪くなったときに、たとえばステロイドを使わないでいたときにぜんそくが悪くなったりとかしていたり、意地でも使わないとかやばいし。私もたまに結構強い反応が起きるのよ。そういうときに使わなかったら死んじゃうよ。でもそういう風にならないように生活しなきゃいけないけど、そういう生活を維持するためにお金がないよ。そういうことがやっぱり頭の中で混乱するの。

咲江さんの語りからは、ステロイドなど薬を使ってでも毎日の仕事をこなしていかなければならないという薬を使う必要性と、年々体の調子が悪くなっていくという薬の効果の限界の間で板挟みになっている様子が窺える。咲江さんは、他の３人の事例とは異なり、標準治療の医師の診断をそのまままきちんと遵守してきている事例になるが、指示通りに遵守しても必ずしも体調が良くなっているわけではない。ただ、彼女が述べるように、服薬しなければさらに酷い状態になってしまう。彼女の医師は、ステロイドが効かない場合はステロイドの量をさらに増やしたり、シクロスポリンなどさらに強い薬を使ったりと、どんどん薬の強度を上げざるを得なくなっている。実際に、標準治療のガイドラインでは、ステロイドは酷いときには大量に使い、その後徐々に減らしていくという方針になっているが、この減らしていくというのがインタビューで話を聞いても非常に難しい。標準治療を遵守しながら、標準治療の通りにはいかない例もあるということが咲江さんの事例からは読み取れる。

このように、標準治療はマジョリティを占める比較的軽症の患者にとっては有効かもしれないが、重症患者にとってはガイドライン通りに治療を進めることのできない難しいものでもある。この状況は日本でもイギリスでもあまり変わらない。次に、イギリスにおける専門職セクターの様子について述べたい。

6　イギリスにおける専門職セクター

イギリスの専門職セクターについて説明するためには、まずイギリスの医療制度について触れておかねばならない。イギリスには国営の医療保健サービス、NHSがある。NHSは、第二次世界大戦後の1948年に発足し、以来現在まで「無料で公平な医療を全国民に」という理想を掲げてきた。この理想の通り、NHSでは無料の治療を全国民に提供している。日本の場合、医療費は社会保険方式（保険料・公費・患者負担の組み合わせ）で支払われるが、イギリスの場合は税方式、すなわち大部分が公費で支払われるため、手術、出産なども含めた治療費が無料になる。ただし、眼科治療と歯科治療、それから外来処方薬は患者も費用を一部負担しなければならない。

また、医師へのかかり方も、NHSと日本の病院では異なる。日本の場合、自由に自分の行きたい病院を選んで行くことができるが、NHSにかかる場合は、自分の地域のかかりつけ医の診察を受け、かかりつけ医が必要と判断した場合は、より専門的な治療を施す専門病院で診療を受けることができる。いわばかかりつけ医がゲートキーパーのような形で、患者と専門病院の間を繋いでいるのである。

筆者もイギリス滞在中にNHSに登録し、病気のときにはNHSを利用してきた。まずは自分の最寄りのNHSの診療所で登録を行い簡単な健康診断を受ける。その後は、病気になったときに診療所に電話をかけ、かかりつけ医の予約をとる。筆者の経験の範囲内では大体一週間以内で予約が取れた。ただし、緊急の場合には、かかりつけ医の予約なしで診察が受けられるウォーク・イン・センターや救急サービスを利用することができる。その後は予約した日時にかかりつけ医の診察を受け、必要であれば検査を行い、処方箋をもらう。外来処方薬は無料ではないので、処方された薬は薬局で購入する。ただし、16歳以下の子供や18歳以下の学生、高齢者、低所得者など経済力のない人は支払いが免除になる。かかりつけ医がより専門的な治療が必要だと判断した場合には、かかりつけ医が専門病院を紹介してくれるが、筆者は常にかかりつけ医で用が足りていたので病院にまで行くことはなかった。実際のところ、病院へ行く患者の割合は、かかりつけ医を受診した患者の2～5％に過ぎず、ほとんどの患者はかかりつけ医の診察で事足りる［武内・竹之下 2009: 30］。アトピー性皮膚炎治療の場合も、患者のほとんどはかかりつけ医によるプライマリ・ケアで充分なので、皮膚科専門の病院にまで行くケースは少ない［Scottish Intercollegiate Guidelines Network 201: 1］。

このように、医療の制度が日本とイギリスでは異なるが、基本的な近代医療の治療方針は日本もイギリスも共通している。ここではイギリスのガイドラインとして、医療サービスの内容についてのガイドラインを定める国立優良診療評価機構（ＮＩＣＥ）のガイドラインと、英国皮膚科医協会（ＢＡＤ）のガイドラインを紹介したい。なお、ＮＩＣＥは、政府から独立した中立的・専門的な機関であり、実質上、ＮＨＳサービスの治療や薬剤使用を規定する役割を果たす。ＮＨＳの医師がＮＩＣＥで策定されたガイドラインを遵守する率は7～8割に上り、遵守しない場合にはその理由を説明することが求められる。

まず、日本でもイギリスでも共通しているのは、アトピー性皮膚炎を根本的に治す方法はないという前提に立っていることである。その上で、保湿およびステロイド外用薬が症状をコントロールするための治療の要として掲げられている。イギリスの場合、ステロイド外用薬は、その強度によって弱い、やや強い、強い、とても強いの4段階に分けられており、顔や腕、足など体の部位と症状のレベルによって塗り分けていくように指示される。なお、日本の場合、ステロイドの強度は、弱い、中程度、強い、とても強い、もっとも強いの5段階に分かれている。また、ステロイド外用薬以外で炎症を抑える薬として、外用の免疫抑制剤が使用される。イギリスではタクロリムス軟膏とピメクロリムス軟膏が、日本ではタクロリムス軟膏のみが発売されている。さらに、日本イギリス両方で重症の患者に対しては、紫外線療法、内服ステロイド、免疫抑制剤のシクロスポリン（内服薬）が使用される。イギリスの場合は、それに加えて、アザチオプリンという免疫抑制剤の内服薬も使用される。

その他の治療法として、抗ヒスタミン薬と漢方は、日本でもイギリスでもガイドラインで言及されている。それに加えて、イギリスの場合は、薬品ペーストを塗り込んだ湿った包帯で患部を巻く方法や、微生物や病原菌に感染してしまった場合、抗生物質や防腐剤を使用することなどが勧められている。また、症状の悪化要因として、日本、イギリスともに、ダニ、食物アレルギー、クリームや軟膏自体にかぶれてしまう接触アレルギーが挙げられ、注意が喚起されている。

こうした大まかな治療方針は、日本とイギリスで変わるところがないが、多少違いがあるのは、イギリスではステロイド外用薬の使用について、どれくらいの期間使用してもよいか目安が書かれているところである。日本の場合にはどの程度の期間使用してよいかはガイドラインのなかで言及されていない。英国皮膚科医協会（ＢＡＤ）では、急性の湿疹の場合は、1日2回の塗布を目安に、最大で10～14日間のステロイド外用薬を使用し、その後、保湿剤のみを使用する「休薬期間」を置くことが望ましいとされている［National Institute for Clinical Excellence 2004: 10］。しかし、慢性の湿疹を寛解状態に導くためには最大で4〜6週間のステロイド外用薬の使用が指示されている［Primary Care Dermatology Society & British Association of Dermatologists 2009: 401］。なお、イギリスでステロイド外用薬を医師に処方してもらい購入すると、パッケージにどのくらいの期間使用してもよいかが記載されている場合がある。たとえば、強いレベルのステロイド外用薬である、ベタメタゾンのパッケージには、次のように記載されたシールが貼ってあった。

最大10日間、1日1回、患部に控えめに塗ること。表面に塗る用途に限り、薄く伸ばして使うこと。ステロイドの強度：強い。

日本の場合は、ステロイド外用薬の使用期限としてこのような具体的な日数が挙げられることはないため、いつステロイド外用薬を止めればよいのかよくわからないという患者の声をしばしば聞く。

また、イギリスの場合、治療や医薬品のエビデンスとコストに対する情報の開示が非常に進んでいる点が日本と異なる。これは、２０００年より実施されている英国医療改革の一部である、「医療の可視化と質の管理」という方針により強く押し進められている。医療の可視化は、スタンダードの設定、ガイドラインの策定、達成状況のモニタリングと評価など、あらゆる面で情報を公開することにより、医療機関には緊張感を与え、国民からはフィードバックを得るというメリットを持つ。

たとえば、アトピー性皮膚炎治療に関するコストは次のように詳細に公開されている。ＮＨＳがアトピー性皮膚炎治療に費やす年間のコストは、１９９０年代半ばの時点で1億２５００万ポンド（約１６０億円：２０１2年3月のレートで換算、以下同）、個人にかかる総コストは2億９７００万ポンド（約３８０億円）、働けないことによって失われる社会のコストが4千３００万ポンド（約55億円）である。この３つのコストを合計すると、１９９０年代半ば、アトピー性皮膚炎によってイギリスが費やした総額は4億６５００万ポンド（約５９５億円）になる。なお、２００2年に、ステロイド外用薬の処方にかかったコストは１１６０万ポンド（約14億９０００万円）である［Scottish Intercollegiate Guidelines Network 201: 1］。

イギリスでは、各治療のエビデンスについても詳細なデータが公開されている。１９９３年に、国立ヘルスリサーチ研究所（ＮＩＨＲ）の一部として、ＮＨＳ Ｒ＆Ｄヘルステクノロジー評価プログラムが設立された。これは、独立した調査機関で、ＮＨＳの治療の効果、コスト、ヘルステクノロジーの影響を調査し、データを公開している。この調査では、ランダム化比較試験の結果、良好なエビデンスが認められた治療法からまったく認められなかった治療法までを以下のように4段階に分けて、それぞれ公開している。

１　良好なエビデンスが確認できたもの
内服のシクロスポリン、ステロイド外用薬、心理療法、紫外線療法

２　十分なエビデンスが確認できなかったもの
母親がアレルゲンを避けること、内服の抗ヒスタミン薬、漢方、食事制限、ホメオパシー、家ダニを減らすこと、マッサージセラピー、催眠療法、イブニングプリムローズオイル、保湿、外用コール

タール、外用ドキセピン

3　メリットがあるとするエビデンスが確認できなかったもの

酵素洗剤を避けること、緩めに編んだ化学繊維ではなく、コットンの洋服を着ること（どちらも変わらない）、生体自己制御、1日1回ではなく1日2回ステロイド外用薬を塗ること（1回でも2回でも効果は変わらないということ）、外用の抗生物質とステロイド外用剤の組み合わせではなくステロイド外用薬のみと防腐剤入りの入浴剤を使うこと（どちらも変わらない）

4　まったくエビデンスが確認できなかったもの

強いステロイド外用薬を短期間大量に使用することと弱いステロイド外用薬を長期的に使用することの差（どちらも変わらない）、ステロイド外用薬を薄めて使うこと、内服のプレドニゾロンとアザチオプリンの差（どちらも変わらない）、塩人浴、薬をしみ込ませた包帯、ウェットラップ包帯、軟水器、アレルギーテスト、ケアをする組織のさまざまなアプローチ

ヘルステクノロジー評価プログラムでは、結論として、エビデンスに基づくアトピー性皮膚炎の予防、治療には多くの限界があるとしている。その理由は、似たような製品に対する短期間の試験ばかりが多く存在すること、結果を測定する共通の基準がないこと、臨床試験の報告の質が低いこと、治療者や患者にとって重要だと思われる問題に対するデータがないことが挙げられている［Hoare, Li Wan Po & Williams

2000]。なお、イギリスでも日本でも、ステロイド外用薬に対する依存性については、専門職セクター内ではまったく触れられていない。

しかし、NICEでは、こうしたコストとエビデンスに基づいて、出来る限り質が高くコストのかからない治療法をガイドラインのなかで勧めている。徹底的な情報開示と、それによって効果がありコストの抑えられる治療法を追究していくというのがイギリス政府の方針である。

このように、日本とイギリスではアトピー性皮膚炎の治療方針に関して専門職セクター内にほとんど差はみられないが、NHSのような無料の医療制度やコストとエビデンスの公開など、活動の仕方や組織のあり方は異なっている。

次に、専門職セクターで治療を行っている患者の事例として、ウィリアム（30歳男性）を紹介したい。彼と、第6章の患者団体「ナショナル・エクゼマ・ソサエティー」で紹介するトレーシー（46歳女性）は、専門職セクターでの治療を行っている患者の例である。ウィリアムは軽症もしくは中等症程度、トレーシーは比較的重症のイギリス人患者の例である。2人とも薬がなかなか思うように効かず、少しずつ強い薬を使わざるを得ない状況にあり、日本でステロイドを使いながら症状を抑えている多くの患者と共通する部分が多く見出せる。トレーシーに関しては皮膚科の専門医にかかり、シクロスポリンという免疫抑制剤を使いながら症状を抑えていたが、この事例は前述した咲江さん（30歳女性）の例とよく類似している。2人の例を見ると、日本でもイギリスでも、重症の患者がどのように治療を行うか、どのような経過を経るかにはそれほど大きな違いがないことが読み取れる。

【事例】ウィリアム（30歳男性）「僕が小さい頃は、一般的にステロイド外用薬は控え目に使うようにって言われていた。内服のステロイドは、死んじゃうから飲むなと言われていた」

ウィリアムとは、患者団体「ナショナル・エクゼマ・ソサエティー」の地域サポートグループのミーティングで出会った。帰りの電車が同じ方面だったので、帰り道に後日改めてインタビューをさせてもらえないかと尋ねると快く引き受けてくれた。インタビューはカフェで、約2時間かけて行った。インタビューの日、ウィリアムは黒いコットンのズボンにグレーのセーター、黒のジャケットを羽織っていた。ミーティングで会ったときは顔に症状が出ていたが、それよりもずっと軽快していた。聞いたらステロイド外用薬を多く塗ったということだった。インタビューでは快活にしゃべってくれたが、昔はアトピーでいじめられていたこともあって今より人を避ける性格だったという。

ウィリアムは、自分の人生はストレスだらけだったと語った。彼がアトピー性皮膚炎を発症したのは4歳頃だった。小学校低学年の頃に、医師がステロイドを処方しようとしたが、両親がステロイドのことを周囲の人達に聞き、使わない方がよいという結論に達して、代わりにウィリアムをホメオパス[8]のところへ連れて行った。そこで、ウィリアムは食物アレルギーについていろいろと指導され、豆、卵、牛乳などを避けるようになった。プリムローズオイルも処方されたが、匂いが苦手であまり飲まなかったようである。

小学校低学年のときには、アトピー性皮膚炎のせいでいじめられ、2回も鎖骨を折られたという。中学校に入ると、暴力的ないじめは減ったが言葉のいじめは続き、勉強量が増えたこともあってストレスが増え症状は酷くなった。中学校は男子校だったので、競争も激しく、アトピー性皮膚炎があるということで彼は孤立した。ウィリアムの周りには誰もアトピー性皮膚炎の人はおらず、彼は「らい病」と呼ばれた。彼が父親以外のアトピー性皮膚炎患者と出会ったのは、先日の患者団体のミーティングが初めてだったという。それまで彼にはアトピー性皮膚炎について話せる人が誰もいなかった。

アトピー性皮膚炎を抱えていると、他の人達とずいぶん違ってしまう。…実際、喘息、アレルギー、アトピー性皮膚炎はあまり人々から注意を傾けてもらえないんだ。…10年か15年前、人はアトピー性皮膚炎についてなんて何も知らなかった。患者や医者を除いた一般の人は、それに気がつきもしなかったし、理解もしなかったし、気にもしなかった。だから子供の時、性教育だとか、そういうことについては教育されたけど、アレルギーやアトピー性皮膚炎や、それを抱えている人に対して寛容になるようにだとか、そういうことについては何も教育されなかった。

周囲の人達はアトピー性皮膚炎が何かをまったく理解していなかったので、ウィリアムへのいじめは続いた。ようやく彼が大学生になり、周りも大人になったこともあっていじめは終わった。大学に入って、4年間かけて彼は初めて社会に馴染めたという。その後、修士課程はエジンバラの大学に行き、彼はそこで人生で初めての楽しい時間を過ごした。

エジンバラに移ってから症状が良くなった。環境がよかったからだと思う。それだけじゃなくて、ストレスもずっと減った。大学院での2年間は本当に素晴らしかった。たくさんの友達を作ったし、課題も楽しかった。課題の量は多かったけど、ストレスにはならなかった。本当に楽しかったんだ。

ウィリアムは大学から大学院まで建築を学び、その後ロンドンに来て、働きながら建築士としての資格を取った。しかし、最初に働いていた会社は倒産してしまい、1年ほど前から新しい仕事に就いたということだった。4か月ほど前に、歯の治療のため抗生物質を飲んだところ、胃腸の調子が悪くなり、それとともにアトピー性皮膚炎の症状も悪くなってしまったという。小さい頃から喘息も患っていたため、ステロイドの吸入は続けてきていたが、ステロイド外用薬は少しずつしか使っていないということだった。

筆者は、ウィリアムがステロイドについてどう感じているか質問した。

僕が小さい頃は、一般的にステロイド外用薬は控え目に使うようにって言われていた。内服のステロイドは、死んじゃうから飲むなと言われていた。免疫システムを破壊して、甲状腺がめちゃくちゃになるという感じで。それに肝臓や腎臓もやられるとか、よく思い出せないけれど、どちらかにダメージを与えるっていうことだった。…一般的にステロイドに対するイメージは、体にダメージを与えるっていうことだった。だから、どんな医者もかかりつけ医も、しぶしぶステロイドを処方していた。ステロイドは肝臓か何かにダメージを与えるから、控えめに使ってください、と。どの医者も同じことを言うから、僕はそれを信じていた。…でもここで皮膚科医にかかったら、他の医者と違って彼はためらわずにステロイドを処方した。だから、彼らの考えに変化があったってことなんだ。知識のあるかかりつけ医や皮膚科医は両方とも、ステロイドは使わないよりもある程度使った方がいいと言う。

ウィリアムだけではなく他の語り手からも、かかりつけ医が一般的にステロイドを出したがらない傾向があること、しかし、より専門的な皮膚科医になるほど、ためらわずにステロイドを使うよう指示するという話を聞いた。1960~70年代にステロイドを使いすぎた反省から、一般的なかかりつけ医や医師はステロイドの処方に対して慎重になっているようだ。しかし、現在のガイドラインでは、ステロイド外用薬ははじめに強いものを多く使用して炎症を鎮め、徐々に減らしていくという方針になっており、皮膚科医はそのガイドラインに従う傾向にある。ウィリアムはその2つの異なる考え方を両方聞いてきたと考えられる。筆者はウィリアムに、かかりつけ医がステロイドは使わないほうがよいと言うのに対し、皮膚科医が使うように言ってきた場合、どうするのか尋ねた。

いくら大丈夫と言われても、気をつけなきゃいけないと思う。だから、自分で意見を言うのは本当に難しい。…基本的に処方箋に書かれているアドバイスは極端に厳しい、と僕は解釈する。僕のベトネベート（ステロイド外用薬）には、「10日間だけ控えめに使うように」と書いてある。これは極端なアドバイスだと思う。だからそのアドバイスをちょっとだけ実行する。自分流に解釈するというか。たとえば、10日以上使うかもしれないけど、その代わり控えめに使うようにする。または、5日間たくさん使って、どうなるか見て、たぶん数日使わずにいて、また5日から10日使うとか。そういう風に解釈するんだ。これが自分が今までやってきたことだけど、どうしてこうするかというと、人からもらったアドバイスって自分には効かないことがあるからなんだ。かかりつけ医は、ステロイドは使わずに保湿剤だけ使いなさいと言う。でも、それじゃ良くならない。ステロイドは必要だ。だから、自分の経験に基づいてアドバイスを自分なりに解釈しなきゃいけない。僕は人生を通じてずっとアトピー性皮膚炎を抱えてきた。これは十分過ぎる経験だと思う。だから、自分の体験とアドバイスとのバランスをとって、「完全にアドバイスを無視していつも自分がやってきた通りにしよう」とか、木曜日に（ミーティングで）女の人が言っていたみたいに、「もう少しステロイド外用薬の強いのを使うか多めに使ってみるかしてみよう」とか考える。僕は、「数週間ステロイドを多めに使ってみてどうなるか見てみよう」と思ったんだ。それで、今のところ、それはうまくいってるよ。

ウィリアムの語りからは、彼の小さい頃にはステロイドは怖いというイメージが広まっていたが、最近はステロイドをきちんと使うという方針が出され、それが彼のステロイドに対する考え方の変化に影響を及ぼしていることが窺える。

第4章　民俗セクター——民間医療

1　アトピー性皮膚炎治療における民間医療

日本でもイギリスでも、漢方からホメオパシーまであらゆるタイプの医療が存在しているが、これらが民俗セクターに含まれる。なお、ここではこうした医療を「民間医療」という言葉で表すこととする。

日本のアトピー性皮膚炎に関する民間医療は、1990年以降、アトピービジネスという言葉が作られるほど盛り上がりを見せた。こうした民間医療の中身は玉石混淆であり、なかにはステロイドを使わない治療法だと謳いながら実際には使っていたというような詐欺まがいのものまで含まれていた。こうした状況から窺えるように、日本の民俗セクターは、必ずしも質の高い医療が提供されるように整備されていない。民間医療と補完代替医療はほぼ同義語だが、補完代替医療についてまとめた辻内琢也は、日本における補完代替医療が「百花繚乱」あるいは「リゾーム的」といえるような多元性、多様性を持っていることを指摘する。これは、近代医療のような組織化、統合化されたツリー型の構造を持たず、整備されていない状態であることを指す。しかし、それでも１９９８年には渥美和彦氏を中心に日本代替・相補・伝統医療連合会議（ＪＡＣＴ）が設立され、２０００年には同じく渥美和彦氏によって、日本統合医療学会（ＪＩＭ）が設立されている。辻内は、こうした動きを見ながら、日本の補完代替医療も統合化されツリー型の構造を目指し始めていることを指摘している［辻内 2004: 212］。日本の民間医療が学会の設立によって多少統合され始めているとはいえ、アトピー性皮膚炎を取り巻く民間医療を見る限りは、特にそれらが統合されている印象はない。患者は、それぞれバラバラに存在する民間医療のなかから自分に合いそうなものを探して試すということを繰り返している。

皮膚科医の竹原和彦は、１９９８年から１９９９年にアトピー性皮膚炎「不適切治療」調査を行い、患者が今までに行ったさまざまな治療法について調べた。これによると、患者１９１人中、何らかの特殊療法の経験者は１６２人、84・８％に上った［竹原 2000: 179］。また、筆者もインタビュー時に「今までに行った治療は何か」という質問をし、その結果が以下の表２になる。[9] ここからは、ほとんどの人が、過去に民間医療を試していることがわかる。なお、「ステロイド使用」欄の×は、過去にステロイドを使っていたが、インタビュー時に脱ステロイドをしていたことを指す。△は、過去に脱ステロイドをしたが、インタビュー時には再びステロイドを使用していたことを指す。○は、脱ステロイドをしたことがなく、ずっとステロイドを使用してきたことを指す。

表を見てもわかるように、人々の試した民間医療は、マクロビオティックや無農薬野菜、アロエジュース、クロレラ、青汁、食事制限など、食に関するものから、温泉や海水、酸性水、お風呂の塩素除去など水に関するもの、漢方や鍼灸、指圧、テルミン、光線療法などの各種治療法、馬油、スクワラン、ベビーオイル、モクタール、石鹸など肌に使用するもの、土佐清水病院の丹羽療法（SOD様食品が療法に用いられる）、日本オムバスなど、アトピー性皮膚炎治療の民間医療として比較的名を知られているものから霊媒師に至るまで、大きな幅を持っていることがわかる。これだけの多様性を見れば、民間医療のマーケットが非常に大きく、決して無視することのできない広がりを見せていることがわかるだろう。

それぞれの民間医療は、それぞれ独自の説明モデルや治療のゴールを持っており、それらをすべて一緒くたに語ることは本来ならば難しい。しかし、それでも、多くの民間医療には大体の傾向があり、共通する部分もいくつか見出せる。池田が指摘するように、基本的に民間医療は近代医療とまったく独立して形成されたものではなく、何らかの形で近代医療の影響を被っている［池田 1995: 206］。それは、たとえば、近代医療が提供できないもの（長い診療時間や心のこもった治療者のケア）を、民間医療が提供するといった補完的な意味であったり、近代医療に対抗する形で、近代医療からドロップアウトした患者を掬いあげるという意味であったりする。今まで民間医療の魅力や特徴について書かれてきた文献や本調査で得られた患者の語りを元に、民間医療の特徴として重要だと思われる6点を書きだすと以下のようになる。

（1）民間医療には副作用などの害がないというイメージを与える

イギリスの補完代替医療について調査を行ったサラ・カントとウルスラ・シャーマ、及びアメリカの代替医療についての調査を行った米国医師会は、民間医療が人々を惹きつける理由として、「民間医療は自然なものでできており、副作用などの害がないと考えられているから」と述べる［Cant and Sharma

（表２つづき）

	仮名	性別	年齢	ステロイド使用	治　療
15	浩介	男	24	△	漢方
16	奈津子	女	24	△	無回答
17	章夫	男	30	△	青汁、漢方、脱塩素シャワー、温泉療法、食事制限、入院、キチン・キトサン
18	しのぶ	女	31	△	無回答
19	沙枝	女	34	△	酸性水
20	仁	男	35	△	海水療法、漢方、馬油、スクワラン、サメ油、ベビーオイル、軟膏、サプリメント、青汁、SOD 様食品
21	紀代香	女	41	△	漢方、乳酸菌、温泉療法、強酸性水で顔を洗う、サメミロン、気功、電解カルシウムの液体を飲む、アムウェイの化粧品、無農薬野菜、ファストフードやコンビニ弁当を止める
22	道絵	女	22	○	土佐清水病院での丹羽療法
23	美弥子	女	22	○	馬油、漢方、甜茶、お茶湿布、針20本くらいで叩く、バンキー療法、石鹸、オリーブオイル
24	浩二	男	25	○	ステロイド
25	文美	女	25	○	鍼灸、テルミン、光線治療、指圧、温泉水ミネラルウォーター、石鹸
26	芳樹	男	26	○	無回答
27	詩織	女	27	○	サランラップを体に巻かれてプールか海に連れて行かれた
28	咲江	女	29	○	ステロイド、シクロスポリン
29	晃一	男	35	○	ステロイド、漢方、クロレラ
30	淑子	女	不明	○	無回答

（筆者作成）

表2　インタビュー回答者が今までに行った治療一覧（日本）

	仮名	性別	年齢	ステロイド使用	治　療
1	道明	男	21	×	LASHの石鹸、プロトピック
2	渡	男	30	×	老神温泉、豊富温泉、石鹸、保湿剤、整体グリーンハウス、ストレス解消プログラム3in1、サプリメント、フラワーエッセンス（パッチフラワー）、枕、SOD様食品、塩素除去シャワーヘッド、効き水、水を飲む、コーチング、指圧、睡眠薬、お風呂にビタミンCを入れて塩素除去、食事
3	麻美	女	31	×	水治療、サプリメント、酵素カプセル、波動
4	香奈枝	女	32	×	漢方、食事（肉を食べない）、シソジュース、塩を塗る
5	洋輔	男	33	×	食養生、マクロビオティック、入浴剤
6	良平	男	34	×	整体、小麦を食べない、入浴剤
7	里美	女	36	×	無回答
8	佳美	女	40	×	亜麻仁油、ビオチン、ハイチオール、乳酸菌
9	悟	男	38	×	美容形成外科でレーザーを当てながら肩を揉みほぐす
10	淳也	男	39	×	日本オムバスの温泉療法、石鹸、アレルギー物除去、シャワー塩素除去
11	雪絵	女	39	×	クロレラ、減感作療法、アロエジュース、木酢液と竹酢液の化粧水、水療法、防ダニ布団、霊媒師、サプリメント、マクロビオティック、ヨガ
12	喜美子	女	41	×	無回答
13	さき	女	46	×	モクタール、保湿剤、プロトピック、断食、漢方、浄水器、有機野菜、綿100%の洋服、シャワーの塩素取り機、掃除機ダイソン
14	隆平	男	49	×	日本オムバスの温泉療法、鍼灸、マッサージ、断食

1999: 37-38; 米国医師会 2000: 25]。実際には、民間医療に害や副作用がないというのはイメージに過ぎないという意見もあるが、少なくとも、この安全なイメージが人々に安心感を抱かせ、民間医療へ向かわせている。

「副作用がない」という理由が多くの人を惹きつけるのは、アトピー性皮膚炎の場合には特に当てはまる。民間医療を試した多くの人は、ステロイドの副作用を恐れ、これを使わなくても済むようになるために、より安全だと思われる民間医療を試している。

(2) 民間医療は希望を与える

キャサリン・ゾルマンとアンドリュー・ヴィッカーズは、民間医療の魅力として、希望を挙げている。こうした医療を試す人々の大半は、すでに近代医療にかかり、試せることは試した上で、それでも治らないために民間医療に流れてくる。民間医療は、こうした人々に良くなるという希望を抱かせる [Zollman & Vickers 1999: 1487]。治る希望は副作用を避けるという理由と併せて、民間医療に人々が向かう大きな理由となる。標準治療ではアトピー性皮膚炎を治すことができないため、人々は他の場所に治る希望を託さざるをえない。ことさら、標準治療を続けることに限界を感じている患者にとっては、アトピー性皮膚炎が治る希望を与えてくれる民間医療は、最後の希望の拠り所として映る。

なお、民間医療が患者に希望を与えるという特徴は、近代医療が根拠なく患者に治る希望を抱かせない態度と対照をなしている。医療のなかでは、偽薬でも効くと信じて服用すると、実際に効果が出てしまうプラシーボ効果があることがよく知られている。近代医療では、このプラシーボ効果を完全に排除するために、二重盲検法を行って薬の効果を測定する。これは、本当に試験したい薬と、効果のない偽薬をそれぞれ2つのグループに分かれた被験者に投与し、医師にも被験者にもどちらが本当の薬なのかわからない状態で効果を測定するということである。そのため、近代医療の薬は、患者の心の持ちように関係なく効果が発揮されることが期待される。

一方、いくつかの民間医療のなかでは、患者の心の持ちようが治療を左右する重要な要素として捉えられている。患者が治ると信じることによって、精神的な安らぎが得られ、自然治癒力が高まり、病気が治るという報告が幾人もの研究者によってなされている。つまり、民間医療のなかでは、治ると信じ込ませるプラシーボ効果が積極的に治療のなかに取り入れられているといえるだろう。こうした理由から、民間医療が患者に希望を持たせる例が多く見られるが、逆に、希望を持たせ過ぎて治療がうまくいかない場合、患者の落胆も大きいというリスクもある［Zollman and Vickers 1999: 1487］。

（3）患者が主体的に治療を選択し積極的に治療に参加できる

ゾルマンとヴィッカーズ、カントとシャーマ、米国医師会は、患者が自ら積極的に治療を選択し、参加するところに民間医療の魅力があると述べる［Cant and Sharma 1999: 37-46；Zollman and Vickers 1999: 1487；米国医師会 2000: 25-26］。カントとシャーマは、患者が自ら治療法を選ぶことによって、自分がコントロールしている感覚を得るという点を指摘している。

アトピー性皮膚炎の場合、はっきりとした理由がわからずに症状が悪化したり治まったりするため、自分が病気をコントロールしている感覚を得ることが難しい。特にステロイドの使用を中止した患者は、初期には症状が悪化の一途を辿るため、ますます症状を自分でコントロールしている感覚が得られず、無力感に打ちひしがれる場合がある。こういうときに、患者にとって症状が悪化していくのをただ黙って眺めているというのは難しく、何かしらの働きかけによって少しでも症状の悪化を食い止めようとすることが多い。民間医療は、基本的に多くの選択肢がある中から自分で選んで行うため、病院に行って医師に処方される治療法よりも、主体的な参加が必要となる。その分、自ら何かを行って症状に働きかけている感覚が得られるため、これが民間医療のひとつの魅力となりえている。

（4）治療者との親密なコミュニケーションがある

治療者が体に触るなど、患者と治療者との間で親密なコミュニケーションが交わされることも民間医療の魅力のひとつに数えられる［Cant and Sharma 1999: 41; Zollman and Vickers 1999: 1487; 村岡 2000: 51］。これは、民間医療の「診察時間が長く継続的」という特徴も影響している。近代医療はしばしば「3分診療」と揶揄されるほど診察時間が短く、医師と患者が親密なコミュニケーションを取ることは難しい。アトピー性皮膚炎患者の場合は、病院に行っても毎回ステロイドを処方してもらうだけで、医師とのコミュニケーションがほとんどないという話をインタビューでしばしば聞いた。それに比べて、いくつかの民間医療では、患者との親密なコミュニケーションが取られている様子が見られる。

（5）説得的な説明モデルを提示する

米国医師会は、民間医療について、「わかりやすく簡単な言葉で述べられている」[米国医師会 2000: 46]という特徴を挙げているが、民間医療の魅力のひとつは、そのわかりやすく説得力のある説明モデルにある。

脱ステロイド療法により治る過程には典型的な物語のパターンがあり、それが脱ステロイド療法に説得力を持たせる一因となっている。人類学者アルノルト・ファン・ヘネップは、通過儀礼を分離期、移行期、統合期の3段階に分けた[ファン・ヘネップ 2012]。多くの場合、脱ステロイド療法では、①ステロイドの使用を止める、②リバウンドが起こり症状が悪化する、③アトピー性皮膚炎が治る、という3段階に従って治癒が起こると考えられている。この流れは、実際のところ、通過儀礼の物語構造と類似しており、人々にとってとても納得のしやすい物語構造になっている。

① 分離期：ステロイドを使っていた通常の状態からの離脱
② 移行期：リバウンド中の悪化の時期でしばしば学校や会社を休むこととともなり、社会生活からドロップアウトする
③ 統合期：回復して再び通常の生活に戻る

実際インタビューをしてみると、脱ステロイドをしてもなかなか症状が回復しない人や、脱ステロイド後にいちど症状が回復しても、再び悪化を経験する人が多くいることがわかる。脱ステロイド療法の3段階の物語は、リバウンドさえ乗り越えれば、アトピー性皮膚炎が完治するという、非常に納得しやすい物

語構造だが、実際にはこの物語通りにいかない事例がたくさんあるということである。それにもかかわらず、わかりやすい物語や説明モデルは、人々を納得させる説得力をもつため、人々に「リバウンドを乗り越えればアトピー性皮膚炎は治る」と信じさせて、民間医療に向かわせる力を持つ。

(6) 広告・宣伝・情報が大量にメディアに出回っている

民間医療に関する情報は、TV、ラジオ、雑誌、新聞、インターネット、書籍などあらゆるメディアに数多く溢れており、民間医療の興隆の要因のひとつと考えられる。健康情報を扱ったTV番組は、「ためしてガッテン」(NHK総合テレビ)、「おもいッきりイイテレビ」(日テレ)、「カラダのキモチ」(TBS)など多数あり、こうした番組で紹介された健康食品などは、翌日売り切れが続出するなど、人々の間で強い影響力を持っていることが窺える。また、健康情報を扱った雑誌も、『壮快』(マイヘルス社・マキノ出版)、『はつらつ元気』(芸文社)、『わかさ』(わかさ出版)、『ゆほびか』(マキノ出版)など、多数存在する。

また、民間医療の広告もあらゆる形でメディアに溢れている。建前上は、「厚生労働大臣の認可を受けていない医薬品は、その名称、製造方法、効能、効果または性能に関する広告をすることができない」という薬事法の規定、「健康に絡む効果について虚偽・誇大な広告を禁じる」という健康増進法の規定があり、民間医療の広告にはさまざまな制限がかかっている。それにもかかわらず、法律のグレーゾーンを利用するような形で、TV、雑誌、新聞、インターネットなどを通し、民間医療の広告はあらゆる媒体で目にすることができる。

たとえば、バイブル商法という手法がある。これは、商品の効能、効果などを広告で宣伝すると薬事法の規制にかかってしまうため、書籍にその内容を書き込み、商品販売の連絡先などを巻末等に記して、読者が商品を購入できるようにするものである。書籍の場合は、その内容は表現の自由という名目で守られるため、規制がかからない点をついた商法である。さらに、こうした本が新聞の宣伝欄に掲載されることにより、本の宣伝という形を取りながら商品を宣伝するという戦略でもある。

また、薬剤として許可されていない効能、効果をカタログに記載すると薬事法違反になるが、限りなくカタログに近い雑誌に書く分には合法であるという点を利用して、カタログ風の雑誌を使って商品宣伝をする場合もある。

さらに、インターネット上では、規制が甘いため、虚偽・誇大広告が多く見つけられる。消費者庁は、2010年、インターネット上で誇大広告を行う業者に勧告を行い、改善がない場合は業者名を公表する方針を示すなど、さらに規制を強める姿勢を見せている。しかし、民間医療の広告、情報は膨大な量でメディアに出回っており、どこまで政府の規制が効果を発揮するか、今後も見守っていく必要がある。

後述するが、イギリスには日本ほど民間医療の虚偽・誇大広告が見られない。日本でアトピー性皮膚炎を対象にした民間医療がこれほど栄えている理由の一因として、比較的黙認される傾向のある、日本の民間医療の広告が挙げられると考えられる。

【事例】麻美（28歳女性）「全部やめようってのは考えなかったよね。絶対に完治させたいと思ってたから」

ここでは、民間医療を使っていた患者の事例として麻美さんを紹介したい。彼女の考え方は民間医療に強く影響を受けていたため、彼女の語りからは、民間医療特有の説明モデルがよく浮かび上がってくる。

麻美さんは、人生で2回脱ステロイドを試みたことがある。彼女の2回目の脱ステロイドは、24歳のときだった。彼女は高校3年生の時にもいちど脱ステロイドを経験しており、この時には、症状が安定し、5年間はステロイドを一切使わずに症状の出ない状態を維持することができていた。しかし、2度目の脱ステロイドは、いちど目よりも激しい症状の悪化を伴い、いくつもの民間医療を渡り歩くこととなった。民間医療のなかでは、しばしば治癒が「新たな超越的状態」［佐藤 2000b: 263］として捉えられ、あたかも生まれ変わったかのような特別な状態として捉えられることが多いが、麻美さんの考え方は、こうした考えとよく符合する。インタビュー時には、麻美さんはリバウンドを脱し小康状態を保っていたが、症状が良くなってきた気持ちを次のように語った。

まだここまではちょっと言い過ぎだけど、ちょっと生まれ変わったような感じはするよね。自分の中で昔に戻ったような。でもやっぱ完治した子とかも見てきたら、そこまでいくとほんとに生まれ変わったって、はっきり言えるだろうなと思って。ほんとに、人生をそこからリセットして始めたっていう友達とかいて。

彼女は、24歳のときに行った2回目の脱ステロイド以降、住み込みの治療、お灸、水療法、波動治療、サプリメントなどさまざまな民間医療を試していた。彼女は、始めのうちはどの治療もある程度効果が感じられるが、しばらくすると、再び悪化が始まると語る。しかし、麻美さんは症状が悪化してもすぐには治療を放棄せず、しばらくはそれを続けて酷い症状に耐えようとする。この、症状の悪化を受け入れ耐えようとするという態度は、民間医療に特有の考え方に根ざしたものだと考えられる。いくつかの民間医療では、ステロイドの使用を中止した後、その療法により症状が悪化した場合、それを「体内に蓄積されたステロイドの毒が排出されている状態であり、それが排出されればアトピー性皮膚炎が治る」と説明する。そのため、症状が出ている限りはまだ体内にステロイドが溜まっている証拠であり、それを出し切るまではアトピー性皮膚炎の完治はできないということになる。この説明が、麻美さんが症状の悪化を積極的に捉え、治療を続けようとする態度の根底にある。

麻美さんが受けていた波動治療も、まさにこうした民間医療特有の説明に依拠しているようである。波動治療とはどういうものなのか質問した筆者に対して、麻美さんは次のように語った。

麻美：気功みたいな感じよね。波動っていうのを体に入れて、気功とかもだけど、そういうのってすごいリバウンドが来るわけ。……普通の人だったら何も起きないのに、アトピーでステロイドが中に入ったりしてる人には起きるから。……自分もやると怖いよね。汗出るから、どんどん。……そのときはもう藁にもすがるつもりで治るって言われたら何でもやってたから。……でも7年、8年、夜寝れないのが続いてると体力が続かないような。疲れも溜まるよね、長く治療してると。ストレスも溜まるっていうか、頑張る気力も持たんって。

筆者：それが酷くなって治療法を変えようとは思わなかったの。

麻美：やっぱ出して治すって思ってるから、悪いもんを。そう思えないときもあるけど、出てくれてよかったって思うときもある。（ステロイドが）残ってたら、今治まってても、たとえば結婚して子供もできたりするじゃん。そういうのが起きると思うと、出してよかったっていう、何か喜ばなきゃっていうのは思う。これで、毎日ちょっとずつステロイドは内側から出ていってるっていう。治すことが目標だからね。

彼女の語るように、この波動治療の考え方では、酷い症状を耐えれば耐えるほど、体内のステロイドが排出され、完治に近づいていく。ステロイドを使用すれば一時的にこうした症状の悪化は緩和されるが、その代わりにステロイドを使った分、完治からは余計に離れてしまうと捉えられる。酷い症状を耐える理由は、なんとしてもアトピー性皮膚炎を完治させたいという希望であり、治りたいという願望が辛い治療を支えるモチベーションになっている。

私は絶対完治すると思ってて、たまにはもうしないんじゃないかとか、私だけっていうときもあるけど、基本的にはすると思ってて。どの治療してるときもやっぱ、してる人を見てるからしっかりするし、やっぱしたいとは思うよね。そうしなきゃっていう、しなきゃっていう。

彼女の語り方からは、もう治らないかもしれないという疑念とともに、それを払しょくするかのように治ることを信じようとする意志が伝わる。筆者は、これほど酷い症状が続くことに嫌気がさして、すべての治療をやめてしまったことはなかったのかと彼女に聞いた。

やっぱ何かはしてたよね。全部やめようってのは考えなかったよね。絶対に完治させたいと思ってたから。やっぱり私みたいな、何か信じれるものがほしいっていう、酷いときに。

麻美さんの語るように、症状が酷いほど何か信じられるもの（治療法）を求めるという態度は、他の多くの患者にも共通して見られる。アトピー性皮膚炎を対象にした民間医療のいくつかは、患者のこうした心理を利用しているともいえる。ステロイドの使用を止めてアトピー性皮膚炎を治すという目標は、患者を励ましサポートするプラスの面がある半面、なかなか治らない自分を否定し、治すために時間や金銭をつぎ込んでしまうマイナス面も含む。民間医療の掲げる治る希望は、患者にとって両義的であり、治ると語る治療の善悪の境界は常に曖昧である。

2　イギリスにおける民間医療

2-1　日本との相違

次に、イギリスにおける民俗セクター、つまり民間医療について解説したい。イギリスのアトピー性皮膚炎に関する民間医療の特徴で日本と最も異なるところは、イギリスには脱ステロイド療法という言葉や概念がないということである。ただし、脱ステロイド療法がないからといって、患者がステロイドを快く思っているわけではない。イギリスのノッティンガムで行われた調査では、72・5％の患者がステロイドを使うことを懸念しており、うち24％が、ステロイド治療に対して過去にノンコンプライアンスを示したことがあるという調査結果が出ている［Charman 2000: 931］。イギリスでインタビューを行ってみても、患者のステロイドに対する警戒心が強いことはよく感じ取れた。それにもかかわらず、イギリスでは、「ステロイドの使用を中止すればアトピー性皮膚炎は治る」という考え方は見られない。前述のように、日本では「ステロイドの使用を中止すればアトピー性皮膚炎は治る」という考え方は、脱ステロイド医と民間医療の領域で患者に広まっていった。脱ステロイド医や民間医療の治療者は、患者が強引にステロイドの使用を中止するのを見るうちに、彼らの症状がなぜか軽快していくことに気がつき、「ステロイドの使用を中止すればアトピー性皮膚炎は治る」という考え方を打ち出していった。特に民間医療の領域では、「ステロイドを中止する」ことと、「アトピー性皮膚炎が治る」と謳うことによって、ステロイドを嫌がる患者に対し治るという希望を抱かせながら治療に誘うことができたため、これは商売上都合のよい考え方であったという側面もある。

イギリスでは、後述するヘイリーの事例のように、ステロイドを使うのを止めた人もいた。しかし、この場合ステロイドの使用を中止したからアトピー性皮膚炎が治ったのではなく、アトピー性皮膚炎が治ってきたのでステロイドを使用しなくても良くなったと、順序は脱ステロイドの逆だった。辛いリバウンドを耐えることによってアトピー性皮膚炎を治すという治療は、イギリスにはない。

その代わり、イギリスではホメオパシー、漢方、鍼といったある程度正統性が認められた民間医療がしばしば利用されている。表3に、インタビューの語り手たちが今までに行った治療法をまとめた。抗ヒスタミン剤や抗生物質、E45（スキンケア関連を扱っているメーカー）、ラップ法などの近代医療に基づく治療法を除くと、主に、ホメオパシー（7人）、漢方（5人）、鍼（3人）が主な代替的治療法となっている。日本におけるホメオパシーの利用は少ないが、イギリスではホメオパシーは非常に人気のある治療であり、NHSの創立以来、現在に至るまでNHSのサービスのなかでも扱われてきている。1995年に出されたケイト・トーマスらによる報告書によれば、イギリスでもっともよく選ばれている補完代替医療（CAM）は、上から、鍼、ホメオパシー、オステオパシー[10]であり、ホメオパシーの人気を窺わせる［Thomas et al. 1995］。日本の患者が、あらゆる民間医療を試していた状況と比較すると、イギリスの民間医療は、ある程度正統性を獲得した医療によって占められているといえる。

なお、表3のステロイド使用の欄には、インタビュー時にステロイド外用薬の使用を中止していた人を×、過去にステロイドを止めたことがあるが、インタビュー時にはステロイド治療を行っていた人を△、ずっとステロイド治療を続けていた人を○として記入した。

2-2 広告規制

なぜ、イギリスでは脱ステロイド療法がないのかという問いに直接的な答えを出すのは難しいが、ここでは脱ステロイド療法のような治療法が浸透しにくい理由のひとつとして、イギリスの広告規制について解説しておきたい。前述のように、日本ではインターネット、雑誌、書籍、新聞などあらゆるメディアを通してアトピー性皮膚炎治療に関する民間医療の広告が出回っている。薬事法や健康増進法など、虚偽・

表3　インタビュー回答者が今までに行った治療一覧（イギリス）

	仮名	性別	年齢	ステロイド使用	治療
1	アニック（国籍不明）	女	26	×	漢方、ステロイド外用薬、水溶性のクリーム
2	アリー（オーストラリア）	女	28	×	鍼、ムラサキバレンギククリーム、カラミンローション、ホメオパシー
3	ペン（ポーランド）	男	32	×	抗ヒスタミン剤、アラントイン（クリーム）、ニュートロジーナ（保湿剤）、ビタミン剤、アレルギーに気を付けた食事、クリーム、アビーノ（保湿剤）、ビタミンAクリーム、コレステロールクリーム
4	ヘイリー（イギリス）	女	52	×	ヨガ、瞑想、心理療法、鍼、漢方、ホメオパシー
5	アン（フィリピン）	女	29	△	漢方、肉を食べない、ジムに行かない、ヒマワリ油やビタミンのサプリメント、ステロイド、保湿クリーム
6	ジェフ（イギリス）	男	28	○	ホメオパシー、保湿クリーム
7	ウィリアム（イギリス）	男	30	○	ホメオパシー、ラップ法、プリムローズオイル
8	フランク（イギリス）	男	30	○	ステロイド
9	ジェームズ（バングラディッシュ）	男	32	○	漢方、鍼、アレルギーテスト、ホメオパシー
10	ベンジャミン（イギリス）	男	46	○	ホメオパシー、催眠療法、シトラスを食べない、鍼、抗ヒスタミン剤、ステロイド
11	トレーシー（イギリス）	女	47	○	ハーブ療法、ホメオパシー、漢方
12	シェリー（イギリス）	女	65	○	ステロイド、E45のバスオイル、抗生物質

（筆者作成）

誇大広告を禁止する法律が存在するにもかかわらず、法律のグレーゾーンをすり抜ける形でさまざまなこうした広告が黙認されている形といえる。多くの民間医療の広告は「アトピー性皮膚炎が治る」ことを謳って顧客を引きつけようとしているが、現在のところアトピー性皮膚炎が確実に治る治療法は存在しないため、治ると謳うことは虚偽・誇大広告となる。しかし、そういった広告が出回る環境があるからこそ、日本では民間医療が顧客を獲得し、それなりに幅を利かせているといえる。

一方のイギリスは、「広告規制の世界一厳しい国」とも言われており、日本のような虚偽・誇大広告をほとんど見かけることがない。イギリスが厳しい広告規制を課すようになるまでには、20世紀を通じて広告業界、政府、消費者の多大な努力が払われてきた歴史がある。そもそも、20世紀の始め頃には、イギリスにも虚偽・誇大広告が出回っている状況があった。イギリスの広告について研究を行った荒井政治によれば、１９３４年、王立外科医協会が政府委員会に提出した報告書には、売薬の効能書は「つねに誇張があり、一般にいんちきである」と書かれており、売薬の中には「治療効果のあるものが全く含まれていない」ものもあったという［荒井 1994: 295］。

実際に19世紀後期から20世紀初頭のイギリスの新聞を調べてみると、アトピー性皮膚炎の治療に関する誇大広告が見られる。たとえば、１９０４年４月９日の『エセックス・ネズマン』には次のような広告が掲示されていた。

「湿疹　世界一みられる皮膚の体質　すべての年齢、すべての状態の人に影響　唯一確実な治療法はキュティキュラ」

キュティキュラ治療は、行いやすくて即効性があり、経済的で包括的なものです。かさぶたや皮膚の薄片の表面をきれいにするために、患部を湯、キュティキュラ、石鹸で洗い、厚くなった角質を柔らかくします。手でこすらずに乾燥させ、痒みと過敏症、炎症を和らげて癒やすためにキュティキュラ軟膏を塗り、最後に、血液を冷やしてきれいにするためにキュティキュラ消散剤か薬を飲みます。…乳児からお年寄りまで、重症の湿疹や痒み、灼熱感、うろこのように皮膚の剥がれ落ちる体質、湿疹、発疹、炎症に対し、即座に症状を軽減させ、休養と睡眠を可能にします。（筆者訳）

このような「この商品を使えば治る」といった類いの広告は、少なくとも19世紀後期から20世紀初頭のイギリスには存在していたことがわかる。こうした状況を、現在のような状況に改善させるために、今までさまざまな広告規制の仕組みが作られてきた。

20世紀前半のイギリスには、湿疹のような病気のほかに、がんや結核の特効薬を謳う広告が多く出回り消費者を惑わしていた。こうした状況を受けて、1939年にがん特効薬の広告を禁じたがん法が施行され、1941年には結核その他の治療薬の広告を禁止する売薬広告法が施行された。なお、こうした法律による売薬広告の規制とは別に、製薬メーカーは自分たちで広告を自主規制する仕組みを作っていた。自分たちで自主規制をしていれば、法規制を阻止できるという計算からである。1919年には、製薬メーカーはイギリス製薬業協会を結成し自主規制の仕組みを作り上げており、このなかで売薬広告の指針を作り、互いにこれを遵守するよう申し合わせた。1948年には、これが「イギリス医薬品広告基準」というコードに結実し、これによってあらゆる売薬広告を規制するようになったのである［荒井 1994: 296］。

こうした法律と規制が功を奏し、イギリスでは、日本でしばしば見られるような「アトピー性皮膚炎は治る」といった類いの広告を打つことは困難な状況がある。広告に厳しい制限がかかっていることは、実際以上に治る希望を抱かせるような民間医療を抑制する働きを持つだろう。イギリスに、日本でみられるようなアトピービジネスが発生しない理由のひとつとして、この厳しい広告規制の存在が影響していると考えられる。

【事例】民間医療の治療者テリー

イギリスに滞在中の2010年、筆者は知人の紹介で、代替医療の治療者テリー（仮名）にインタビューする機会を得た。このインタビューは、イギリスにおける代替医療がどういったものなのか、イメージを掴むために行ったものである。インタビューは、テリーの勤めるクリニックで行われた。テムズ川沿いの感じのよい通りに、ペットショップや漫画ショップと軒を並べてそのクリニックはあった。看板には、鍼、カイロプラクティク、ホメオパシー、マッサージ、カウンセリングとある。白い外装に、中はフローリングのこざっぱりとしたクリニックで、漢方のような乾燥した植物が入った瓶が丁寧に展示されていた。中に入ると、受付にいたアジア系の若い女性がテリーに取り次いでくれた。

テリーは黒い髪に少しあごひげを生やした（髪には少し寝ぐせがついていた）、白い肌と大きな目のフレンドリーな男性だった。年齢は43歳で、ロンドンでこの仕事を始めて12年になるという。背が高く、その日はアースカラーの格子柄のシャツを着ていた。繊細さを内に秘めた優しさを感じる人である。

テリーに案内してもらって地下にある彼の診察室に降りインタビューをした。診察室にはドアがなくオープンで、ベッドがひとつと壁際に大きめのテリー用の机がひとつ、それにテリーと患者用の椅子が一脚ずつ置かれている。人体の骨の模型がベッド脇に置かれ、ホメオパシーの小瓶が机の上に散らばっていた。こぢんまりとした落ち着いた雰囲気の部屋である。

テリーはこのクリニックで、ホメオパシー、アレクサンダーテクニック、西洋のハーバルレメディーと漢方を担当している。アトピー性皮膚炎の治療には大体ホメオパシーを使い、それぞれの患者にあったレメディを調合して飲ませる。皮膚は治るのに時間がかかるが、だいたい2~3週間で痒みが治まり、それから数ヵ月かけて良くなっていくようである。大体何パーセントくらいの患者にホメオパシーが効くかと尋ねたら、しばらく考えた後、50パーセント以下だろうとテリーは答えた。

テリーに簡単にホメオパシーの考え方を説明してもらう。ホメオパシーでアトピー性皮膚炎を治療する場合、皮膚をひとつの臓器と捉え、肝臓、腎臓、肺などの他の臓器を活発にさせることによって、皮膚の負担を減らすという考え方をする。しかし、ホメオパシーはエネルギーの医療なので科学的に説明できない。つまり、生物医療は目に見える臓器や皮膚に働きかけるが、ホメオパシーは目に見えない身体の機能に働きかけるという。また、NHSで行われるような医療は、交通事故など、死の危険性がある事故や病気に対しては効果的であるし、それを患者に勧めることもあるが、そうした医療は健康に近い状態を扱う手法を持っていないという。テリーは、自分たちのやっている代替医療はその部分をカバーしていると語った。

ステロイドを処方することはあるのかと尋ねると、テリーは資格がないのでステロイドは処方できないが、マリーゴールドクリームなどを処方することはあると答えた。また、治療はステロイド治療と並行して、ステロイドの量を減らしながらやっていくこともあるが、こうしたケースのほとんどは子供で、完全にステロイドの使用を中止できることもあるという。何が悪化の原因かは突き止めるのが難しく、患者の話を聞きながら客観的に原因を探っていくしかないようである。

実はテリー自身も10歳くらいまで手に酷い湿疹があり、ステロイドを使っていたという。知り合いの紹介でホメオパシーを試してみたところ、手の皮が蛇の脱皮のように2～3週間で剥けて新しいきれいな肌になり、その後はもう治ってしまった。こうした個人的な治癒の体験が彼をホメオパシーの治療家へ向かわせるきっかけとなっている。テリーは25歳のときに腰を壊してしまい、まっとうに働くことができなくなってしまった。腰に不調を抱えていてもできる仕事を選ばなければと思い、オフィスワークのように時間に拘束されることのないホメオパシーの治療家を目指し始めたという。個人的な経験があってこういう仕事についたんですね、というと、誰しも個人的経験に基づいてやっているものだよという答えが返ってきた。

最後に、クリニックに来た患者さんにどういう質問をするか尋ねた。現在の症状、何を食べたか、いつから症状があるか、医療ヒストリー、家族ヒストリーなど、初診の患者さんには1時間ほどかけて多角的に質問するという。インタビュー終了後、「また何か質問があったら連絡していいですか」と聞くと「もちろん」と答えて見送ってくれた。

テリーへのインタビューからは、日本もイギリスも関係なく、民間医療のあり方にはある程度共通したものが見られることがわかった。前述のように、民間医療は、近代医療の提供できないものを提供することによって需要を拡大してきたといえる。テリーのインタビューからは、近代医療の説明モデルとは異なる説明モデル（臓器を活性化させることによって皮膚の負担を減らすというホリスティックな考え方、目に見えない身体の機能に働きかけようとする考え方）、長時間の診察など、近代医療では提供できないようなものを補完している様子が窺えた。

次に、民間医療を用いて治療を行い、最終的にステロイドの使用を止めることができた患者の事例としてヘイリーを紹介する。

【事例】ヘイリー（52歳女性）「それでこう思ったの。ああ、これは皮膚の問題じゃない、何を食べたかが問題だったんだって」

ヘイリーは、筆者のクラスメートの叔母である。イギリス人でアトピー性皮膚炎を抱えている人を探しているとクラスメートに話したところ、快く彼女の叔母を紹介してくれた。インタビューはヘイリーの住むニューベリーの自宅で行った。ニューベリー駅に着いてすぐに彼女の携帯に電話をかけたら、「まぁどうして見逃しちゃったのかしら」と言いながら、駅の入り口から歩いてきて、にこやかにハグしてくれた。ヘイリーは、見た目は40代後半くらいのスリムで明るい印象の女性だった。ジンジャー色の髪の毛が肩の下くらいまで落ち、絶えず笑顔でわかりやすい英語をしゃべってくれる。車の中でクラスメートのことなどを雑談しながら家へ向かう。車は目の覚めるようなブルーの日産だった。

ヘイリーの家は庭付きの2階建てで、道路沿いの庭には、ピンクと黄色の混じり合ったチューリップ、白や青の小花が咲いていた。木の柵を押し開けて中に入っていくと、芝生の青々とした10坪くらいの庭が広がっている。緑色の葉が生い茂る大きなメープルの木が生え、薄いピンク色のクレマチスが咲く。中に入ってすぐ右に家の勝手口があって、その前でヘイリーの夫がイスに腰かけて日光浴をしている。「こんにちは」と簡単な挨拶をする。彼は見た目が50代くらいのどことなく人を惹きつける顔立ちをしている。笑顔の似合う優しげな印象だが、寡黙な人らしく、かすれるような声で少し話をしただけだった。

庭に面した明るいリビングルームでインタビューを行った。ヘイリーの家は、リビングとダイニングとPCコーナーが一続きのワンフラットになっていて、開放的な作りをしている。リビングの壁には3枚ほど、アクリルで描いたヨーロッパ風の風景画がかけられている。後で聞いたらヘイリーが描いたのだという。私たちの座った赤いソファの正面には、テレビと暖炉があり、壁を伝う台にはピンク色のストーンの中に電球を入れ込んだライトと、濃い紫色の結晶が固まったストーンが飾ってある。

ヘイリーがアトピー性皮膚炎を発症したのは、生後6週間のときである。原因は、ヘイリーの母親が医師に言われて母乳を止め、人工ミルクを彼女に与えるようになったからだとヘイリーは語った。彼女には兄が2人いるが、そのうちのひとりは7ヵ月母乳で育てられ、その結果まったくアトピー性皮膚炎がない。もうひとりは3ヵ月母乳で育てられた後に、母親の母乳が出なくなってしまい、そこから人工ミルクに切り替えられたため、アトピー性皮膚炎になったという。ヘイリーは生後6週間で人工ミルクに切り替えられ、喘息、アトピー性皮膚炎、花粉症を発症した。ステロイドはアトピー性皮膚炎が発症したときからずっと使い続けていたが、彼女の子供時代はずっと相当に酷い状態が続いた。医師は大人になればアトピー性皮膚炎は治ると言っていたが、少しも良くならず、顔全体が赤く腫れ痒い状態が続いた。ヘイリーは大学在学中、21歳の時に「アトピー性皮膚炎の人は牛乳と小麦と卵は控えた方がいい」と書いてある健康食品雑誌の記事を見つけた。

家を出て何でも自分でやるようになってから、「さて、私は何ができるかしら？」と思ったの。それで、この記事を見つけて、私も何かできるかもしれない、っていう希望を感じたわ。

あまりにも酷い状態が続いていたので、ヘイリーはこれを試してみようと思い、牛乳、小麦、卵を食べるのを止めた。その結果、足の症状がほんの少しだけ良くなった。症状の変化はほんの少しだけだったが、3ヵ月後に再び卵を食べた時、喉が痒くなり、ヘイリーは自分が卵アレルギーだと悟った。１９６０年代当時、医師にはアトピー性皮膚炎と食事が関わっているという知識はなく、食事に関するアドバイスなどまったくなされなかったため、21歳になるまで、彼女はアレルゲンを摂取し続けてきたのである。その後、やはり大学在学中に、かかりつけ医がアトピー性皮膚炎には亜鉛を摂取するとよいから試してみないかと言って、亜鉛を処方してくれた。これによってヘイリーの症状は格段に改善した。

大学を卒業してすぐ、23歳の時にヘイリーは現在の夫になる男性と結婚した。その頃は、牛乳と卵は食べずにいたが、パンを食べないでやっていくのは難しかったため、小麦は食べていた。当時はグルテンフリーのパン小麦粉も、大豆や牛乳の代替となるものもなかったため、アレルゲンを取らないようにするには相当な努力が必要だったと思われる。

ヘイリーは26～27歳のときに、ロンドンにある漢方の医者にかかり始めた。毎日漢方を煎じて飲み、それと同時に牛乳と小麦を摂取しないようにアドバイスされ、小麦を止めたところ、突然ガサガサだった足の皮膚が柔らかくなった。さらに彼女はナチュロパス（自然療法）と、ケーブマンダイエットも行った。ケーブマンダイエットとは、旧石器時代ダイエット、狩猟採集ダイエットとも呼ばれているもので、乳製品、塩、精製した砂糖、加工された油などを使わない食事である。ヘイリーはそれを数週間続け、少し症状が改善したが、後にまた症状が悪化する。当時彼女はあまりお金がなく、高価な亜鉛をそれほど買うことができずにおり、十分な亜鉛を摂取できなかったことが悪化のひとつの原因だったようである。また、彼女の行っていた食事法では、ひとつの食物を一気に大量に摂取し、その後また別の食べ物を一気に大量に摂取する、たとえば大量にごまを食べた数日後、今度は大量のえびを食べる、というやり方をするので、大量に食べたものに対して余計にアレルギーを起こしやすくなってしまったという。

その後、ヘイリーは、アメリカ人の預言者として有名なエドガー・ケイシーの本を読み、大きな感銘を受ける。ケイシーは、催眠状態に入ると他人の病気の原因を突き止めたり社会の預言を行うことができたりするという特殊な能力を持っていたとされる。現在ではエドガー・ケイシー療法などもあり、代替医療のひとつの流れを築いた人物でもある。ヘイリーは、ケイシーが乾癬の治療にサフランが効くと話していたことを参考にして、アトピー性皮膚炎にもサフランが効くかもしれないと考え、サフランティーを飲み始めた。ケイシーの説明によれば、乾癬の問題は皮膚にあるのではなく、腸にある。腸に小さな穴がいくつもあいていて、そこから食べ物のプロテインが血液に流れ込み、それが皮膚の炎症に繋がっている。サフランは、腸の穴を塞ぐ役割を果たすという。

初めは特に大きな変化はなかったが、飲み始めてから6週間後に、ヘイリーは、自分が今までアレルギーを持っていた食物に対して、前ほどアレルギー反応を示さなくなったことに気がついた。

普通一度食物アレルギーを発症したら一生食物アレルギーをもつものだけれど、それが治っちゃったわけだから普通のことじゃないわね。普通の人は信じないわ。だから、私はこれはすごいことだと思ったの。驚いたわ。それで、私はサフランを飲み続けて、完全にではないけれどアレルギーは良くなったの。まだ牛乳には反応していたけど。

さらに、ヘイリーは、魚の油を摂取するようにし、肉を食べるのを一切止めた。2週間経つと、彼女のアトピー性皮膚炎は完全に消えてしまった。

肉を食べるのを止めたの。それが一番大きかったわ。2週間、肉を食べるのを止めて、果物と野菜だけを食べていたの。そうしたら症状が消えたわ。痒くなくなったの。夜は眠れたし、肌もずっと快適になった。それは驚くようなことだったわ。それでこう思ったの。ああ、これは皮膚の問題じゃない、何を食べたかが問題だったんだって。

インタビュー時のヘイリーは、まったくアトピー性皮膚炎だとはわからないほど綺麗な肌をしていた。彼女は食事を変えることでアトピー性皮膚炎が治ったという。彼女のアトピー性皮膚炎に対する考え方は、近代医療の理解とはまったく異なり、代替医療のホリスティックな視点に基づいている。彼女の関心がエドガー・ケイシー、ナチュロパシー（自然療法）、ヨガや瞑想、水晶や霊的なものにあることもこれを裏付けている。彼女はヒッピームーブメントが盛んだった60年代にまだ小学校にいる年齢だったが、自分のことを「遅れてきたヒッピー」と形容しており、小さい頃から代替医療やヒッピーといった価値観に親しんできたものと思われる。こうした考え方が、近代医療に頼るのではなく自分で治療法を探していくという態度に表れている。

なお、ヘイリーは、小さい頃からずっとステロイドを使ってきたが、35歳で使うのを止め、それ以降はまったく使わずに症状の出ない状態を保っている。35歳以前にもステロイドを使い続けるのが嫌で、止めようとしたことがあるが、そのときは激しいリバウンドが起こり、再びステロイドを使わざるを得なかった。しかし35歳になって、食事療法の成果で症状が良くなってからは、ステロイドを使う必要がなくなり、リバウンドもなく自然にステロイドを止めることができた。30年以上ステロイドを使い続けてきたせいで、皮膚は薄くなってしまい、それは元には戻らないと彼女は話していたが、見た目にはまったくアトピー性皮膚炎だとわからない状態になっている。

インタビューは1時間半ほどで終わったが、帰りの電車の時間まで余裕があったので、そのままもう少し話をし続けた。ヘイリーが、インタビューのなかで話題にのぼったサフランティーを入れてくれた。小さな箱に少し入ったサフランを4分の1ほど、石の小さなすり鉢ですり潰し、パウダーにして、湯に溶かす。虹色の丸いポットにサフランパウダーといっぱいの湯を入れる。輝くようなきれいな黄色をしている。サフランティーは匂いも味も特になく、とても飲みやすかった。

リビングに戻ってサフランティーを飲みながら、チャクラの説明を聞いた。チャクラとは、頭部や腹部など、身体の数か所が赤色や青色の輪のように光っているように感じられる個所を指す、インド起源の考え方である。ヘイリーはその日、青緑色の長袖のセーターにジーンズを履き、水色のターコイズとアメジストと赤い石のついたネックレスをつけていた。チャクラの説明によると、水色のターコイズは、ちょうど甲状腺の部分の色になるらしく、ヘイリーは甲状腺が弱いためにそれを付けているらしい。チャクラの色の話を聞いて、彼女の身の回りのものや色には、何かしら意味があるのではないかと感じた。青い日産の車やヘイリーの来ていた青緑色のセーターやソファの赤い色にもこういう意味があるのかもしれない。

電車の時間が迫ってきた頃、ちょうどヘイリーがチャクラや色に関するおもしろいエピソードを話していて、話に区切りをつけるのが難しい状況になっていた。スッとヘイリーの夫が近付いてきて、私たちの傍に立ち、話を聞いている。ヘイリーが少し話の切れ目に来たところで、夫が「そろそろ美穂の電車の時間が危ないんじゃない」と言う。筆者もそろそろ出ないといけないと思って内心冷や冷やしていた矢先、彼の見事なタイミングで話が切り上げられた。「それにしても、一言も電車の時間のことなど言っていないのにどうしてこんなピッタリのタイミングで彼はわかったんだろう」とヘイリーに聞くと、「彼も特殊な感覚があるのよね」と彼女は笑った。

第5章　中間カテゴリー――脱ステロイド医

1　脱ステロイド医とは

通常、病院に行くと、標準治療としてステロイドを中心とした対症療法が施される。しかし、皮膚科医のなかには、少数ながらステロイドの使用に疑問を抱き、脱ステロイド療法を指導するものもいる。こうした医師は、アトピー性皮膚炎患者たちの間で「脱ステロイド医」または「脱ステ医」と呼ばれる。多くの皮膚科医は標準治療に沿った治療を行うのに、なぜ彼らは脱ステロイド療法を行うようになったのだろうか。彼らの説明モデルと、標準治療の説明モデルはどう異なっているのか。脱ステロイド療法はどのようなものなのか。患者は脱ステロイド療法を試してどうなったのか。

筆者は、患者団体「アトピーフリーコム」や認定ＮＰＯ法人「アトピッ子地球の子ネットワーク」を通じて、数人の脱ステロイド医に会うことができた。アトピー性皮膚炎患者の間では、こうしたステロイドを使わないで治療をしてくれる医師の名前がある程度知られており、脱ステロイドをしたい場合はこうした医師を訪ねて行く。

脱ステロイド療法は、標準治療のように明確なガイドラインがあり、どんな医師でもできるよう整備された治療法ではない。ただ、脱ステロイド療法の要点はステロイドを中止するということなので、そういう意味では、脱ステロイドは医師なしでもできるものである。医師にかからず脱ステロイドをする患者についての正確な調査はないが、その数は医師にかかっている患者より多いのではないかと想像される。ただ、医師にかかると、症状を緩和するため、抗アレルギー剤や軟膏の処方、紫外線療法の併用、リバウンドを和らげる措置、感染症などが起こった時の対処、専門医の管理下におかれる安心感が得られるなどのメリットがある。

また、脱ステロイドはリバウンドを乗り越えなければならない大変なものであるため、医師との信頼関係が標準治療のステロイド治療よりも強く必要とされる。場合によっては、脱ステロイド療法で医師が必要となるもっとも大きな理由は、薬の処方といった理由よりも、医師の精神的な励ましや支えといった部分にあるのではないかと思えるほどである。そのためか、脱ステロイド医と患者の結びつきはとても強い。数名の脱ステロイド医には、患者が後援団体のようについており、医師の講演の際にはその手伝いをしたりすることもある。ソーシャルネットワーク mixi に同じ脱ステロイド医の患者同士で作るコミュニティがあったり、医師と患者を繋ぐメーリングリストがあったりと、医師と患者の関係、また患者同士が繋がり合っているという側面がある。こうした繋がりは、リバウンドなどの激しい症状を耐えていく際に、大きな支えとなる。

標準治療への不満として、医師がほとんど症状など見ずに機械的にステロイドをくれるだけだということがインタビューでしばしば聞かれたが、脱ステロイド療法は逆に、医師とのコミットメントがなければ続けるのは難しいと推測される。筆者は、２００８年に脱ステロイド療法を行う吉岡皮膚科（仮名）で、診察の見学をさせてもらった。以下はそのときのフィールドノートである。見学からは、医師が患者と近しい距離で接している様子が窺えた。

吉岡皮膚科の診療は、午前の部が9時半から12時までで、午前中の診療を見学させてもらった。

診療室は先生の机とベッドと椅子が3つ置いてある小さな部屋である。机の上には、大量の診断スタンプ、顕微鏡、ＰＣ、本などが置いてある。診療室の壁には、患者さんからもらった手紙、特に小さな子供の患者さんが書いてくれた絵や手紙がたくさん貼り付けてあり、吉岡先生への感謝のメッセージが書かれている。診療室のよく見える位置に小学生の男の子の脱ステロイドの経過を撮った写真が飾られている。写真は5枚あって、一番上が脱ステロイド前、次が脱ステロイド2週間後の一番酷い状態の時の写真、次に4ヵ月が経過した写真、さらに7ヵ月経過してほとんどきれいになった写真、最後に数年後の完全にきれいな肌になった写真が飾られている。

やはり吉岡皮膚科、アトピー性皮膚炎の患者さんは多かった。午前中、40組が診療に来て、うち23人がアトピー性皮膚炎患者だった。この日の診療で最も興味深かったのは、29組目の患者さんだった。父と母と小学3年生の息子の家族での来院だった。父親まで病院に来るというのは珍しい。吉岡皮膚科は初診で、父母は硬い面持ちだった。子供は、アトピーと喘息を患っているということだった。ほかの病院にずっとかかっていて、ステロイドは大丈夫だからといわれ8年間使っていたという。先生は、男の子に服を脱いでと言った。男の子の体にはぽつぽつと茶色いしみのようなアトピーの跡がたくさんついている。「ステロイドには副作用はないって言われたというけど、この胸のところ、血管が透けているでしょう、これはもう立派な副作用だよ」と先生が言う。両親は黙ってしまった。先生の「脱ステしますか？」という質問に、最初から脱ステを決意していたような両親は、お願いしますと答えた。じゃ、脱ステの心得を、と先生が言う。「早起きすること、毎日歩くか走ること、コミュニケーションをとること、ゲームは1日30分以内、お父さんとお母さんへの感謝を忘れないこと」と子供に話し、両親へは「叱るのは3、褒めるのは7の割合で。掻くなとは言わないこと」と語った。母親がノートにメモを取っていた。

先生は特に子供の患者には優しい。男の子には将来偉くなってママみたいな優しい人と結婚するんだよ、と言う。アトピー性皮膚炎患者は、美人で優しくて頭がいい、というのが昔から先生がよく言ってきた言葉である。

診療を見ているとこういう言葉は確かに有効なんだろうな、ということがわかる。思春期の男の子で顔にアトピーが出ているけれど、利発な子には、君は頭がいいんだから、とたくさん褒める。辛い状況にあるときに、何かにすがれるというのは、本当に支えになるんだと思う。それを先生から言ってもらうということで前向きになり、不安解消に繋がるのだろう。吉岡先生のところに行くと、精神的にとてもほっとすると患者さんたちが言うのがとてもよくわかる。「絶対治るから」と先生に言ってもらえるだけで、安心できる感じが伝わってくる。

あくまで、これは脱ステロイド医の一例であり、すべての脱ステロイド医がこうした診療をしているわけではない。しかし、筆者の調査した限りにおいては、脱ステロイド医の数人に、こうしたカリスマ性や患者との距離の近さといった特徴が共通して見出せた。

2 脱ステロイドを指導するようになったきっかけ

次に、脱ステロイド医がなぜ、標準治療とは異なる脱ステロイド療法を行うようになったのかについて触れたい。筆者は、元皮膚科医で２００３年まで脱ステロイド治療に携わってきた深谷元継医師にインタビューを行った。深谷医師は、１９８６年に皮膚科に入り、翌年、国立の病院に皮膚科の勤務医として赴任して以来、皮膚科の専門医として２００３年まで勤務してきた。深谷医師が勤務をし始めた１９８６年当時は、アトピー性皮膚炎といえばほとんどは、手荒れのお母さんとその子供だった。また現在と違って、一般向けのアトピー性皮膚炎の本もほとんどなく、アトピー性皮膚炎については医師ですらあまり情報のない時代だった。当時は深谷医師もほかの医師の見よう見まねでステロイド外用薬を処方する治療を行っていた。

市中病院にアルバイトで行ったときに、ちっちゃい子はステロイドで、顔には弱いやつ、体には強いやつで、付けてコントロールしてれば、そのうち大人になれば治っちゃう病気だからねっていうことで、お母さんは手が荒れてるからリンデロン[11]、ひどいときはデルモベート[12]出しましょうというような、そんな感じでやるものだなというのは、それはアルバイト先で学びました。要するに前の先生が書いてるカルテを見ながら、同じ処方を繰り返すということで、自然に身に付いたんですね。

国立病院に勤務して数年たつと、深谷医師は皮膚科の病棟を管理する立場になった。当時は皮膚科のノルマとして8床のベッドを常に患者で埋めておかねばならなかったため、なるべく負担のかからない病棟管理の方法として、アトピー性皮膚炎の教育入院という方法を考えついた。当時は内科で糖尿病の教育入院というのが行われていたので、これに倣って考え出したものだった。

それで、ぽつぽつと成人のアトピー患者というのが出てきてまして、おそらく脱ステロイドでしょう。急に悪くなって、とにかく入院させてくれって、なんとかしてくれって言われて、それで、入院させて、ステロイド塗ってやると、そうすると、よくはなったけど、ステロイド使われて、よくなっても何も嬉しくないみたいな感じで、というような経験があったのが、確か80年代の終わりぐらいの話で。

深谷医師は、アトピー性皮膚炎の教育入院を実施するのにただ入院させるだけでなく、何かメニューを提供しようと考えた。当時、千葉大学の小児科の医師がイソジン消毒療法というのをやっており、これがＮＨＫの『きょうの健康』で取り上げられていた。そこで深谷医師はこれを取り入れてみようと思い、朝昼晩、イソジンを塗って消毒するというのを2週間程度の入院期間で実施した。また、アトピー性皮膚炎関係の患者向けのテレビ番組やビデオを収集し、書籍をポケットマネーで買って小さな図書館を作り、消毒療法をしながら患者が資料を見て勉強できるような環境を作り上げた。

　これで無難に楽ちんに患者がよくなってくれれば非常にいい流れだなと思ったんですけど、その中で、そうしたら、教育入院って受け付けるっていうことで、来る人みんな自分で脱ステロイドして、それで、受けてくる人ばっかりなんですよ。それ見てるうちに、僕も皮膚科医の端くれでありましたもんですから、見てると、確かにステロイドやめて、それで、リバウンド経過して、結構よくなっちゃったんですね。だから、教育入院で結果的に誰が教育されたかっていうと、自分が一番教育されたなと思うんですが、そういったことが始まりですね。

　深谷医師は、脱ステロイドをした患者が教育入院に集まってきて、その経過を見ているうちにステロイドを中止すると自然に症状がよくなっていくことに気づいた。この深谷医師と同じく、患者がステロイドを中止してよくなっていく様子を見て、脱ステロイド治療を始めたという医師はほかにもいる。

　幸運なことに、多くの脱ステロイド医が本を出版しており、そのなかで脱ステロイド療法に至った経緯が書かれているものがある。ここでは、玉置昭治と佐藤健二の本から該当箇所を抜粋する。いずれも共通して、もとは標準治療を行っていたが、途中でステロイド治療に限界を感じ、手探り状態で脱ステロイド療法を始めている［佐藤 2008; 玉置 2008］。まずは玉置の本より脱ステロイド療法を始めたきっかけを抜粋する。

80年代の後半から従来のステロイド軟膏の治療に抵抗性で、ステロイド軟膏をいくら塗っても効果がなくなった例や、赤鬼様顔貌と称される副作用例などを多数経験するようになった。そのままステロイド治療を続けても、寛解を得ることが期待できないと感じていた。ステロイドを止めると一時的に離脱症状が出るが、治まってしまうのではないかと考えていた。その根拠はステロイド軟膏の副作用である酒さ様皮膚炎（口囲皮膚炎）の治療は、ステロイド軟膏の中止が原則であるとよく知られていたことである。この疾患は中止すると離脱皮膚炎が起こり、症状は一時的に増悪したように見えるが、2ヵ月から半年くらいで落ち着いてくることは70年代の後半にはすでに知られるようになっていた。……90年代になってステロイドは使いたくないという患者が出てきた。「ステロイドを止めると離脱皮膚炎が起きて一時的な悪化が起きることもある。その後酒さ様皮膚炎（口囲皮膚炎）のように治ってしまう場合もあると考えられるが、アトピーの症状が出てきて治らないことも考えられる。また、誰も試みていない方法のためにどういう経過をたどるかよく分からない」と説明したが、「それでもよい、ステロイドを使わないで治療をしたい」という強い意志のために、入院してステロイドを使わないで治療を始めたのが最初の例である。［玉置 2008: 10-11］

もうひとつの例として、佐藤の脱ステロイド療法に至った経緯を抜粋する。

「よくならない」として送られてくる軽症小児アトピー性皮膚炎症例のほとんどには、皮膚の委縮、毛細血管拡張、桃色の淡い紅斑など、ステロイド外用剤の副作用が認められた。受診患者のステロイド外用歴を聞き、外用の既往のある患者すべてに対してステロイド外用の中止を指示すると、一時的に皮疹の悪化が見られるが、しばらくするとほとんどの症例で皮疹が非常に改善した。

このような経験をしているとき、ある施設から「尋常性乾癬」と診断されていた2歳の小児患者が紹介受診した。銀白色のうろこ状鱗屑はどこにもなく、尋常性乾癬ではないと判断した。年齢から判断すると強い成長抑制があり、身長は低く、体重も少なかった。外用ステロイドが全身的に吸収され、副腎抑制が起こり、成長抑制を来たしたと判断した。ステロイド外用を中止し、アズノール軟膏を外用させた。しばらくすると、激しい落屑は消失し、全身の発赤が残った。転居により他医を受診するようになり、そこでアズノール軟膏を中止すると、発赤も消失し成長ももとへ戻った。この症例によって、長期ステロイド外用による重症副作用症例でも、脱ステロイドでよくなることが分かった。また、ステロイド中止後、アズノール軟膏を外用し続けていると発赤が残るが、それを中止するとすべての皮疹が消えたことに不思議な感じを抱いた。私の脱ステロイド療法はこのような経緯ではじまった［佐藤 2008: 11-12］。

3人の医師の事例からは、患者がステロイドや軟膏の使用を中止したところ、一度悪化してから症状が良くなることが経験的にわかってきたことが述べられている。彼らの治療は、ガイドラインに沿うのではなく、自らの治療経験に基づいたものであり、主流に逆らって、自らの経験を信じた治療法に切り替えるのには大きな決意が必要だったと考えられる。

また、見逃してはならないのは、脱ステロイド療法が、脱ステロイド医主導で始まったというよりも、患者主導の形で始まっていることである。脱ステロイド医たちは、患者の側がステロイド使用の中止を求め、それを実行した結果、症状が改善したことに気がついている。その後、それぞれの医師ごとに試行錯誤しながら脱ステロイド療法を確立しようとしてきているが、ステロイドのような強力な抗炎症作用を有しない治療を行うには、何よりも患者が実際に試してみた結果を見ていくしかない。こうした意味で、脱ステロイド療法は、医師に指導されて行うステロイド療法と対照的に、基本的に患者の協力のもとで進められてきた。そのため、脱ステロイド治療は、患者参加型の治療であるといえるだろう。

3　脱ステロイド医の治療のゴールと説明モデル

脱ステロイド医の治療のゴールは、アトピー性皮膚炎を治すことにある。脱ステロイド医のひとりである藤澤重樹は自著の中で、アトピー性皮膚炎は治るとして患者を励ます言葉を書いている。

> 現在、アトピー性皮膚炎は治癒が難しい病気のひとつと考えられています。それだからこそ、対症療法だけに頼らず、生活環境の見直しなどの根本的な治療を続けて自然治癒力を高めれば、やがて治る日が来るのです。［藤澤 2004: 14］

アトピー性皮膚炎を治るものとして捉え、治すことを治療のゴールに掲げている点は、脱ステロイド医と民間医療は同じである。しかし、脱ステロイド医の考えるアトピー性皮膚炎治療の説明モデルは、民間医療のそれとは異なっている。脱ステロイド医は、民間医療で見られたような「ステロイドは使用していると体内に蓄積されていくので、それを排出する必要がある」という説明モデルは使わない。基本的に彼らは医学的、科学的な観点から脱ステロイド療法を捉えようとしている。

脱ステロイド医の説明モデルのなかで、標準治療と異なる点は、ステロイド外用薬の長期使用がアトピー性皮膚炎を難治化させているという認識があることである。脱ステロイド医のなかでも、この説を科学的に検証しようとしているのが、深谷元継である。深谷は自著の中で、A・M・クリングマンや、M・J・コークといったステロイド依存について書いた医師の論文を引用しながら、ステロイド依存を科学的に説明する。コークによれば、ステロイド外用薬は皮膚の炎症が強いときに用いるとこれを抑えるが、長期連用すると皮膚のバリア機能を破壊するように働く。その結果、皮膚にアレルゲンなどが侵入しやすくなり、アトピー性皮膚炎の悪化が起きやすくなる。このような状態がエスカレートすると、外用すると治まるが、外用をやめるとすぐに悪化する悪循環に陥る。こうした状態が「ステロイド依存」と呼ばれる［深谷 2010: 11, Fukaya et al. 2014］。

標準治療と脱ステロイド医の説明モデルの違いは、このステロイド依存をあると捉えるかないと捉えるかに起因する。たとえば、標準治療ではステロイドの量を少しずつ減らしていくことによって最終的にはステロイドを使わない状態にするという指針が示されている。これは、ステロイドには依存性がなく、よって量を減らしていってもリバウンドが起きないと仮定しているからである。しかし、ステロイドには依存性があり、止めればリバウンドが起こるということを考慮に入れると、ガイドラインの指針は現実的には実行が難しいということになる。深谷は、原田昭太郎らが行ったステロイドのランクを減らしていくことによってアトピー性皮膚炎患者の症状がどうなったかを調査した論文を参照し、ステロイド外用薬のランクを落としていくと、どこかの時点で症状が再燃する患者が一定数いることを指摘する。深谷によれば、約24％の患者はどのような方法をとろうと、リバウンドなしにステロイドを止めることができるが、それ以外の患者はステロイドのランクを下げたり、使用を中止したりするとリバウンドが起こると述べる。標準治療のガイドラインに従えば、リバウンドが起きればまた強いランクのステロイドを使用して症状を抑えることになり、結果としていつまでもステロイドを止めることはできないことになる［深谷 2010: 16］。

ステロイドの依存性をあるものと捉えている医師は、世界的にも非常に少ない。ただし、アメリカでは皮膚科医のマーヴィン・ラパポートが、ステロイドの依存とリバウンドについて論文を出しており、彼の患者１００人のうち87人はステロイドの使用を中止することによってアトピー性皮膚炎が治ったと報告されている［Rapapport 2003］。筆者の知る数名の脱ステロイド医は、お互いにこうした情報を交換し合いながら脱ステロイド療法を試みており、ある程度同様の説明モデルを共有していると考えられる。

4　治療法

脱ステロイド医の治療法は、基本的にステロイドの使用を中止するという点にあり、それほどの相違点はない。民間医療の脱ステロイド療法の場合は、ステロイドの使用を中止する以外に、湯治療法を行う、ステロイドを含まない外用薬を使う、アロエジュースを飲む、サプリメントを飲むなど、何かしらの療法を行うよう勧められる。これは、そうして何かを販売しなければ経営が成り立たないからだが、筆者が接してきた脱ステロイド医たちは営利追求のために脱ステロイド療法をやっているわけではなかった。脱ステロイド医たちは、ステロイドの使用を中止した患者たちがリバウンドに耐えていけるよう、痒みを軽減するための抗アレルギー剤を処方したり、皮膚の状態を保つために非ステロイド系のクリームや軟膏を処方したり、紫外線療法をしたりするが、いずれも保険の範囲内での安価なものであった。基本的に、脱ステロイド療法はステロイドを中止して一定期間のリバウンドが過ぎ去るのを待つことに尽きる。その他の治療は根本的に何かを治すためのものではない。

ここでは、いくつか脱ステロイド医たちが勧めている治療法を挙げておきたい。藤澤は、自著の中では軟膏を塗るのを止めることで皮膚が自然に保湿をできるようにしていく「脱軟」も、脱ステロイドと同時に勧めている。ただし実際の診療では、モクタールやグリテールと呼ばれる皮膚に塗るタール剤も処方しており、そこまで脱軟を徹底しているわけではない。その他、藤澤が勧めているのは、メンタルケア、リノール酸の含まれる油を減らしてα－リノレン酸を多く取るといった食生活の改善、温泉の利用などである［藤澤 2004］。脱ステロイド医の玉置昭治は、自然療法として、早寝早起きや規則正しい食事といった生活習慣を整えることを勧めている［玉置 2008］。同じく脱ステロイド医の佐藤健二は、藤澤同様、保湿を止めることによって、皮膚が自ら保湿出来るようにしていく「脱保湿」、水分制限、利尿剤を利用することでじゅくじゅくとした症状を抑える、運動の勧め、リバウンドの最中に皮膚から出てくる浸出液を拭きとったりかさぶたをはぎ取ったりしないように注意する、昼型生活を維持する、規則的に食事をとるといった点を注意している［佐藤 2008］。

このように、脱ステロイド医の治療法は個々人によって微妙に異なるが、脱ステロイドと生活習慣の改善がほぼその基本となる。最後に深谷が述べる治療のやり方を引用したい。

なかなか理解してもらえないかもしれないが、薬や「治療」はほとんどない。患者たちはただ定期的に私の所を訪れて、服を脱ぎ写真を撮って、話をして帰っていく。「不思議だけど、先生のところに来た日は、なぜか少しだけ治まるんですよ。」この言葉を何度聞いたか知れない。要するに、脱ステロイドにあたっての医者の効用というのはそんなものなのだ。それ以上でも以下でもない［深谷 1999: 4］。

深谷の述べるように、脱ステロイド療法は基本的にステロイドの使用を中止する点にあるため、医師が薬の処方によって解決できるようなことはほとんどない。ただ、医師がサポートをしてくれるという心理的安心感は非常に大きいものだと思われる。

5　標準治療、民間医療に対する批判

本節では、脱ステロイド医が、他のセクターのグループとどのように関わっているかについて述べたい。標準治療が民間医療、脱ステロイド医に対して批判的だったように、脱ステロイド医たちも、標準治療、民間医療に対して批判的である。特に、脱ステロイド医の標準治療に対する批判は非常に激しい。

脱ステロイド医がどれだけ標準治療と対立しているかを表すために、深谷元継の著作から文章を引用したい。深谷は、著作のなかで皮膚科医をやっていた頃の辛さを吐露している。

愚痴っぽくて、申し訳ないですが、あのころ（脱ステロイド診療に従事していた1990年代）は、ほんとに辛かったです。それでも、自分が、まじめに「ステロイド依存」の患者を診察して、離脱させ、そのことを学会などで報告していけば、医学的事実であるのだから、いつかは、わかってもらえる。皮膚科医の診療と言うか、ステロイド外用剤についての認識がかわり、ガイドラインも修正されるだろう。そうすれば、自分も楽になる。そう思っていました。ですが、それまで自分の心身は、持たなかったですね。鬱になり、皮膚科医不信に陥りました。…不眠が続き、心身を病み、限界を感じて、退職することにしました。もし、自分が過労のあまり、ミスを犯してしまったら、自分のみならず、自分が取り組んできた「脱ステロイド」というものに対する評価にもかかわる。それだけは避けたかったです。［深谷 2010: 31］

深谷も書いているように、脱ステロイド医の怒りの源は、標準治療を推し進める医師たちがステロイドの依存性、つまり、減弱効果や中止時のリバウンドの存在を認めない態度を取り続けていることにある。脱ステロイド療法を行う医師は、前述のように、診察のなかでステロイドの依存性に気がついており、決して医学部や教科書でそれを学んだわけではない。いわゆる「正統」な医学教育や治療のなかでは、ステロイド依存などのさまざまな副作用は軽視され、診察の中でそれに気がついた少数派の医師が、「正統」な標準治療のガイドラインに異議を唱えている状況である。

前述の深谷は、日本皮膚科学会に対して、ステロイド依存やリバウンドについての記述を加えるよう要望書を提出している［深谷 2010: 158］。玉置も自著のなかで、標準治療のガイドラインにはどのようにステロイドを使わない状態にもっていくかが書かれていないとして批判を加えている［玉置 2008: 75］。佐藤も、自著のなかで、現行のガイドラインの代わりとして、ステロイドを使わないガイドラインの試案を示すなど、標準治療のガイドラインを修正するよう批判を加えている［佐藤 2008: 208-215］。

また、玉置と佐藤は、自著の中で民間医療についても批判を行っている。両者とも民間医療は効くという根拠はなく、副作用がないと思われている漢方にも副作用はあるので、使用すべきでないと述べている［佐藤 2008: 214；玉置 2008: 114］。こうして見ると、脱ステロイド医は、標準治療も民間療法も批判しており、どちらとも自分たちは違うというポジションを維持しているといえる。

【事例】佳美（40歳女性）「湿疹できてるから何だよって思うんだよね。…みんな考え過ぎなんじゃないかと思うんだよね」

本節では、脱ステロイド医の治療を受けている患者の事例として、佳美さんについて紹介したい。筆者は、佳美さんと、患者団体「アトピーフリーコム」が主催する北海道の豊富温泉で開催されたアトピーフォーラムで知り合った。フォーラムは湯治を兼ねて、患者同士で意見を交換したり皮膚科医の話を聞いたりするものだった。フォーラムに来ていた筆者に佳美さんが声をかけてくれ、そこから現在に至るまで付き合いが続く仲となっている。

最初に会った時、佳美さんはリバウンドの最中だったが、現在では、佳美さんはリバウンドを乗り切り、結婚して二児の母になっている。彼女は、主治医の脱ステロイド医である吉岡医師の患者交流コミュニティのスタッフをやっていた経験もあり、脱ステロイドに対しては好意的である。佳美さんとは２００７年に1回、２０１０年に2回インタビューを行い、２０１３年にはメールで近況を尋ね、２０１４年には直接会って近況を聞いた。

佳美さんは子供の頃からアトピー性皮膚炎を患っていたが、ステロイドを塗っていたため症状はある程度抑えられていた。小学校から高校1年くらいまでは優秀児童で活発に過ごしていたが、高校1年のときのいじめが影響したのか、高校2年ではアトピー性皮膚炎が悪化し始める。高校3年では、父親が暴力をふるうこともあり、ほとんど引きこもり状態になってしまったが、それでも何とか出席日数ぎりぎりで高校は卒業した。卒業後は2年ほど、精神的に不安定で夜遊びをして過ごしていたが、そのうちそうした生活にケリをつけようと思い、スナックでアルバイトをするようになる。ステロイド外用薬である程度抑えていたとはいえ、アトピー性皮膚炎の症状は全身に出ていたので大変だったが、スナックのママも彼女をかばってくれたので居心地良く働くことができた。

そこで1年ほど働いた後、今度は居酒屋や喫茶店などでアルバイトをするようになる。さらに、そのアルバイトで貯めたお金を使ってパソコンで製図をする資格を取り、派遣として、建築事務所や電気関係の事務所の製図のトレースの仕事をして働いていた。しかし、しばらくして佳美さんは白内障にかかり、目を使う製図の仕事は諦めざるを得なくなる。25歳くらいのときに、私生活のストレスからアトピー性皮膚炎が悪化してしまったが、ステロイドを使って抑え、その後、テレフォンオペレーターや編集の仕事をしたり、以前いた喫茶店やスナックに戻ったりと仕事を転々とする。

28歳頃には、症状が悪化したのを抑えるためにどんどん強いステロイド外用薬を使うようになり、最終的には一番強いランクのジフラールというステロイド外用薬を使うようになる。医師は大丈夫だと優しく諭すように説明してくれていたので、特に疑問も抱かず仕方ないと思いながらステロイドを使っていた。しかし、薬を塗っていても突然ひどく悪化することが多くなったため、病院を変えようと思い吉岡皮膚科を見つけた。このときは吉岡皮膚科が脱ステロイドをしていることなど知らなかったという。これが32歳のときである。なお、この一年ほど前に、佳美さんは現在の夫となる男性と出会い、付き合いを始めている。

吉岡皮膚科では、モクタールという皮膚に塗るタール剤と、弱いランクのステロイド外用薬を処方された。今まであまりにも強いランクのステロイド外用薬を使っていたので、弱いステロイド外用薬に切り替えたことで一気に症状が悪化した。あまりにも症状が酷くなり、立つこともできない状態になってしまったため、彼女は会社を辞めることになった。そのときは恋人にタクシーで付き添ってもらいながらパジャマ姿で会社に行き、上司にタクシー乗り場まで来てもらって仕事を辞めるための書類を書いた。

しかし、彼女の強いところは、症状が酷くなってもそれにめげないところである。彼女は吉岡皮膚科に通い始める一年前からダンスを習っていたのだが、ちょうど症状が悪化し始めた頃に、ダンスの舞台の予定があった。当初は症状が酷いので、それはパスしようとしていたが、ダンスの先生が「症状があってもお化粧をして照明を当てちゃえばわからないから」と彼女を説得して舞台に上げた。その前までは足腰が立たないほど症状が酷かったが、舞台の一週間前だけダンスの一部分を必死に練習して、佳美さんは当日、舞台で踊ることができた。このダンスの先生や生徒は彼女にとってかけがえのない仲間である。

しかし、その後も相変わらずリバウンドの状態は酷く、その関係で腸が炎症を起こしていちど入院をした。退院した後、今度は完全にステロイドを使うのを止めたため、酷い状態は数ヵ月続いたが、その後徐々に症状は治まっていった。35歳のときに、佳美さんは付き合っていた男性と結婚し、その2年後に妊娠した。妊娠するまでは、アトピー性皮膚炎の症状は良くなったり悪くなったりを繰り返しながら少しずつ波が小さくなっていき、妊娠すると症状は大きく改善した。さらに出産してからも症状はある程度治まった状態を維持していた。筆者が2010年にインタビューをしたときには、指に症状があり、まだ眠りに入る時などに痒いと話していたが、顔など外見はアトピー性皮膚炎とすぐにはわからないほど綺麗になっていた。

佳美さんは2012年に2人目の子どもを出産した。出産を機に、睡眠不足がたたって症状は再び悪化し、2013年に連絡を取ったときにはまた症状がひどい状態になってしまったということだった。

しかし、彼女の特徴として、アトピー性皮膚炎を気にせずにやりたいことはやる、という強さが見られる。それは、症状が酷くてもダンスの舞台に立ったことにもよく表れている。筆者が初めて佳美さんにインタビューした時、まだアトピー性皮膚炎の症状は見える状態だったが、彼女は、「アトピー性皮膚炎は治ると思いますか」という質問に対して次のように答えた。


私の場合だけど、治るっていうのが、まず人によってかなり違うだろうと思うんですけど、私は今の状態を、もう結構治ってるんじゃないかって思うんですよ。

そこで筆者は、どういう時なら自分がアトピー性皮膚炎を持っていると強く思うか訊ねた。

そうだな、何だろう。あんまり思わないようにしてるんだよね。湿疹できてるから何だよって思うんだよね。…みんな考え過ぎなんじゃないかと思うんだよね。…まあ、他の人が見たら、アトピーかなとは思うかもしんないけども、思うように思っていただければいいし。別にそこまで、他の人も思ってないと思うんだよね、実際。いちいち、みんな自分のことでいっぱいじゃないですか、見てないと思うんだよね。何か、肌に出てるけども、ニキビだかアトピーだかの違いとかもわかんないような人が多いと思うんだよね。

佳美さんは、アトピー性皮膚炎のことを気にしないという態度を取ることによって、くよくよせず、積極的に活動している。筆者は、昔と比べて何か意識の変化があったのか尋ねた。

やっぱり脱ステで吉岡先生と出会ったのが大きいと思うんだけど。やっぱり、あと支えてくれる恋人とか、そういうのの存在もすごく大きいと思うんだけど。

まず、佳美さんの場合は、彼女をよく理解し支えてくれる夫や兄弟や友人が周りにおり、そうした人たちとよい人間関係を築いているという点が重要だと考えられる。アトピー性皮膚炎の場合、「たかがアトピー」と思われ軽視されることや、何が大変なのかを周りが理解してくれないといったことがしばしば起こる。そうした社会的な苦労を乗り越えている人たちは共通して、周囲との人間関係をきちんと築き、自分の大変さを理解してもらえるよう働きかけていることがわかる。佳美さんの強さの一端も、そうした身近な人たちの理解とサポートを得るというところから来ているように感じられる。

もうひとつの佳美さんの考え方の特徴は、ステロイドの使用に対しては強い拒否感を持っていたことである。２０１０年のインタビュー時に、ステロイドについてどう思うかと質問した筆者に対して、佳美さんは、「ステロイドはアトピーの人には要らないだろう。あれは手術のときに使うものです。」と答え、強い拒否感を示した。

２０１３年にメールで連絡を取ったときには少し態度が和らぎ、ステロイドを使うことには反対でも、脱ステロイド医を完全に信じるのではなく、説明に疑問を持ってもよいと思うようになっていた。医師や他人に言われるままに治療をしていたときは症状がコントロールできなかったが、近年では自分を中心に問題を考えられるようになり、症状を自分の問題として引き受けることができるようになったようである。たとえば、患者団体についても、昔はかわいそうな自分を認めるようで参加するのは恥ずかしいと思っていたが、現在では自分のためになるなら恥ずかしいことではないと思えるようになった。また、ステロイドを使わなければ生活が難しい人に対しても、将来「ガタがこない」ことを祈りながら、そういう選択も必要だと考えるようになったという。

ステロイドを使うか使わないかという問題は、一見正反対の選択のように見えるが、医師との関係についてみると、標準治療の医師であろうと、脱ステロイド医であろうと、医師の言うことに疑問を持たずに従うという患者の態度はよくみられる。しかし、佳美さんは、どちらの治療に対しても疑問を持てるようになったと述べており、徐々に自分なりの距離の取り方を見つけていったようである。

第6章　民間セクター──患者団体

1　患者団体「アトピーフリーコム」

1-1　活動方針と背景

患者団体「アトピーフリーコム」は、脱ステロイドを行う患者がスタッフとなって運営されている団体である。2013年の時点で会員数は150人程度、スタッフはこれを本職とするのではなく、他の仕事をする傍らボランティアのような形で運営を行っていた。筆者が患者団体「アトピーフリーコム」を知ったのは2006年である。この年の9月に、北海道の豊富温泉で、「アトピーフォーラム」という患者や医師や温泉の管理人が話をするフォーラムがあるということを知り、これに参加したのがきっかけだった。このフォーラムを主催していたのが安藤直子で、患者団体「アトピーフリーコム」の代表を務めていた。安藤は当時、高木仁三郎市民科学基金の助成を得て、アトピー性皮膚炎成人患者に対するアンケート調査を行っていた。この結果は２００８年に『アトピー性皮膚炎患者１０００人の証言』（子どもの未来社）という形で出版されている。このフォーラムで筆者は安藤と知り合うことができ、彼女を通して患者団体「アトピーフリーコム」を知るようになった。

患者団体「アトピーフリーコム」は、安藤などを中心に２００５年に立ち上げられた団体である。この団体の立ち上がる背景には、２００４年に始まった脱ステロイドを行う患者たちの署名活動の動きがあった。患者たちは、ステロイド外用薬に副作用があることを認めてもらうために、ウェブ上で署名を集め、それを２００５年に厚生労働省に提出する活動をしていた。そのときの署名集めのために 'atopy-free.com' というドメインのウェブサイトが作られた。その活動が終わった後に、署名運動をしていた悟さん（事例を本章で後述）や安藤などが中心となって、患者団体「アトピーフリーコム」が立ちあげられた。この患者団体の名称は、署名集めをしていたときのドメイン名から来ている。

こうした背景もあり、「アトピーフリーコム」はステロイドに副作用があることを訴え、脱ステロイド療法を推進していくという性格をもった団体である。また、「アトピーフリーコム」は、脱ステロイド医の患者が中心となって組織されているため、脱ステロイド医との結びつきが非常に強い。「アトピーフリーコム」の関わるイベントや講演、フォーラムには、ほとんど毎回脱ステロイド医が数名を連ねる。会の運営や方向性は患者により自主的に決定されるが、脱ステロイド医の影響もある程度は認められる。

こうした患者団体の性格に着目し、「アトピーフリーコム」が日本におけるさまざまな種類の患者団体のどこに位置づけられるか検討しておきたい。まず、患者団体を医師などの専門家の介入の度合いで分類すると、「専門家の指導の強いタイプのグループ」と「当事者の自律の強いタイプのグループ」に分類することができる。前者は専門家が運営し、直接指導をし、資源を提供する。後者では、専門職と団体の間には距離があり、より患者主体に団体が営まれる。「アトピーフリーコム」は、この中間に位置づけられるだろう。実際に団体を運営しているのは患者だが、スタッフはほぼ全員脱ステロイド医の患者であるため、もともと脱ステロイド医の考え方に強く影響を受けている。さらに、イベントや講演の企画には脱ステロイド医が一緒に打ち合わせに参加し、講演やパネルにも出演する。こうして医師と患者が一緒になった形で患者団体が運営されているのは、おそらく珍しいケースなのだろうが、これが可能となっているひとつの原因として、脱ステロイド療法が、医師にとっても患者にとっても、周縁的なものだということが挙げられるだろう。主流の医療の場合は、ここまで医師と患者が結束する必要性はないが、脱ステロイド療法の場合は、標準治療という共闘すべき対象があり、脱ステロイド医と患者の結束が必要とされる状況がある。こうした状況が、専門家主導でも患者主導でもない、両者の中間的な団体を生み出したともいえる。

また、こうした中間的な性格は、団体の目指す方向性にも影響を与えている。日本において、患者団体が組織されるようになったのは第二次世界大戦以降である。当初これらは、患者の置かれた劣悪な状況の変革や、社会的なスティグマに対する偏見の除去を目指すものだった。しかし、1960年代後半から1970年代にかけて、問題を共有している患者同士による苦悩の経験を分かち合うという精神的支援や、問題解決のための具体的な情報交換の場として機能するタイプの患者団体が組織されるようになる［浮ヶ谷 2004: 160］。「アトピーフリーコム」は、ステロイド外用薬の副作用を認めない医療のあり方を変革しようとしているという意味で、古いタイプの状況変革を目指す患者団体の性格を持ちながら、問題を共有する患者同士の苦悩の分かち合いや情報交換の場としても機能するという性格も併せ持っている。「アトピーフリーコム」は脱ステロイド医の影響もある程度認められる団体だと述べたが、脱ステロイド医が、ステロイド外用薬の副作用を社会に認めさせる方向に関心を強く持っているのに対し、患者のほうは、患者同士の苦悩の分かち合いや情報交換の場としての団体に関心を持っている様子が窺える。

これは、「アトピーフリーコム」が企画、または支援する講演やフォーラムの内容によく反映されている。「アトピーフリーコム」では、脱ステロイド医の講演と、患者が中心となったフォーラムと両方が行われる。前者の講演は基本的に脱ステロイド医が中心となり脱ステロイド療法について語るのに対し、後者のフォーラムでは患者が中心となって、「働き方」、「北海道豊富温泉への移住」といった、生活や生き方に関する情報の提供、交換が行われる。

たとえば2011年には、「アトピー性皮膚炎講演会~現代のアトピー治療を考える —— ステロイドや保湿剤を使わずに自然治癒力を最大限利用して治す」というタイトルの講演会が行われた。ここでは、脱ステロイド医5人の治療に関する講演と、安藤直子による患者の視点からの講演、そして討論会が行われた。これは、脱ステロイド療法を広めていくという目的で行われており、脱ステロイド医が中心となっている。

一方、フォーラムでは、治療の仕方よりも社会生活に関するテーマが中心となる。以下は同じく2011年に行われた「アトピーフォーラム in 東京 2011」の内容である。ここでは、「働き方」がテーマになっており、第1部では患者3人による働き方の実例、第2部では、患者たちによるパネルディスカッション、第3部では、自己分析のためのワークショップが行われた。このフォーラムには脱ステロイド医が3名出席していたが、ここでは「アトピーフリーコム」のスタッフは医師には一切しゃべる機会を与えず、患者のみが発表や発言をし、患者による患者のためのフォーラムという形になっていた。こうした患者中心のフォーラムを見ると、患者の関心が治療法だけではなく、社会生活を送っていくための情報交換にも向けられていることがわかる。

また、「アトピーフリーコム」では、会報誌『あとぴーフリーコム』を年に3回発行している。この会報誌は、基本的にアトピー性皮膚炎患者のスタッフが、患者に向けて発行しているもので、フォーラム同様、患者同士の情報交換や支え合いの場としての色合いが強い。

このように、「アトピーフリーコム」は、脱ステロイド医と患者が一緒になって動いているゆえに、脱ステロイド医の関心である、脱ステロイド療法を社会に広めていくという方向性と、患者の関心である、情報交換や苦悩の共有といった方向性の両方が見られる結果となっている。

1-2　治療のゴール

患者団体「アトピーフリーコム」の場合は、脱ステロイド医の目標と同様、ステロイドの使用を中止し、アトピー性皮膚炎を治すところに治療の目標がある。なお、インタビューに応じてくれた、渡さん、悟さん、雪絵さんの3人は、「アトピーフリーコム」のスタッフである。彼らの語りからは、治るかはわからないけれど、治って欲しいという希望のような語り口が見られる。

「基本的には治らないかもしれないけど、80か90％ぐらいまでには治るかなという気はするけどね。だからそういう、やっぱり今のアレルギーも、アレルギーになる要因というのを一個一個排除してきたので、自分が持っている負の要因というのを一個一個減らしている状況なんですね。だから確実に、時間はかかるかもしれないけど、いい方向には向いているかなという気はしている。」（渡、30歳男性、脱ステロイド中）

「治るかもしれないですね。そう思っておかないと、ほら。何か治らないと思えば、治った場合前向きだし。治らないかもしれないけど、ひょっとしたら、治るかもしれないですね。だから、何かきっかけだと思うんですよね。病気もそうだし、何かがあると良くなると思いますよ。」（悟、38歳男性、脱ステロイド中）

「患者の立場ですごい悩んでる人に治るかなっていわれたら治るよっていってあげるし、研究者に、それが治るのかどうかって議論になったらそれはがんばって調べましょうみたいな話になるから。」（雪絵、39歳女性、脱ステロイド中）

このように、基本的に治ることを志向する団体の性格は、筆者も参加した２００７年開催の「アトピーフォーラム in 東京」でも感じられた。フォーラムの中で、「アトピー医療の現在：みんなどうしてる?」というタイトルの患者向けワークショップがあった。そこでは、参加者がグループになって、お互いにアトピー性皮膚炎に関して考えていることを紙に書いて発表し合うコーナーがあった。そこで印象的だったのは、何人かの患者が「医師に言われて傷ついたこと」として、「もう治らないよと言われた」ことを挙げ、「医師に言われて嬉しかったこと」として、「アトピー性皮膚炎は治るよ、と言われたこと」を挙げていたことである。

「アトピーフリーコム」に関わっている脱ステロイド医は、基本的にアトピー性皮膚炎を治るものと捉え、治ると患者に思わせることによって精神的な安らぎや励ましを与え、治る手助けをしている。ワークショップで感じたのは、患者のほうでも、医師に治ると言ってもらうことを期待し、そのことで強く励まされているという事実である。脱ステロイド療法は本当に辛いものであり、いつか治るという希望がなくてはとても続けていられない。何ヵ月も、時には何年も続く激しいリバウンドの最中に、治ると言ってくれる医師がいることはとても心強いことだろう。

ただし、こうして治ることを信じさせることにはデメリットもある。ゾルマンとヴィッカーズは、民間医療が患者に「希望を与える」という特徴を持っていることを指摘したが、そのことについて以下のように述べている。

> プラクティショナーは患者に、実際に良くなる見込みとニセの希望を持たせ、さらに患者を落ち込ませる危険とを考慮しつつ、注意深く自分たちの主張のバランスを取らなくてはならない。[Zollman & Vickers 1999: 1487]

辛い闘病の最中に、いつか治るという希望を持つことは、実際の治る力を強める可能性もあるが、仮にそれで良くならなかった場合には、患者が余計に落ち込んでしまうという危険性も併せ持つ。

【事例】悟（38歳男性）「困っている人がいっぱいいるんだけど、なかなか救済されない」

本節では、「アトピーフリーコム」のスタッフ、悟さんの事例を紹介したい。筆者は、「アトピーフリーコム」に顔を出していた渡さんを通して悟さんと知り合った。渡さんに、アトピー性皮膚炎患者でインタビューを受けてくれる人がいないかと聞いたときにまず紹介してもらったのが悟さんだった。それ以来、悟さんとは「アトピーフリーコム」のイベントや打ち合わせなどで顔を合わせてきた。初めて会った時、悟さんは法律関係の資格を取るために勉強をしていた。その後、無事に資格を取り、最後のインタビューのときには就職先を探している最中だった。先のことをしっかりと考えて、アトピー性皮膚炎の症状と折り合いをつけながらうまく働く方法を考えている人である。悟さんには、２００６年に1回、２００８年に1回、インタビューを行った。

悟さんがアトピー性皮膚炎を発症したのは、小学校3年生のときである。このとき悟さんは少年野球をやっていたが、ボールを持つ手や、腕、足の膝の裏などに徐々に症状が出て来始めた。症状は年に4回ほど、季節の変わり目に酷くなるので、その時だけ大学病院に行ってステロイドをもらっていた。それを塗れば2週間ほどで症状が消えていくが、しばらくすればまた酷くなるのでステロイドを使う、というサイクルを数年続けた。

実際に悟さんがステロイドを依存的に使い始めたのは高校1年生からで、そこからは症状が徐々に悪くなっていった。20歳、21歳頃になると、だんだんステロイドを塗っても症状が治まらなくなってきた。ステロイドの量もどんどん増えていったため、おかしいなと思い、アトピー性皮膚炎に関する本を探した。この時悟さんは湯治療法を勧める民間医療の会社、日本オムバスの本を見つけ、そこでステロイドの副作用についての情報を得る。それを読んで、悟さんは「これはまずい」と思い、ステロイドの使用を中止した。激しいリバウンドが起こり、症状の悪化は1ヵ月でピークを迎えた。この1ヵ月はほぼ寝たきりで、全身、足の裏にまで症状が出た。この時悟さんは22歳、大学3年だったが実験以外の授業は欠席する日々が続いた。

いちど症状が治まると悟さんは23歳で授業に出席できるようになった。だが、そこから症状は半年かけて徐々に悪化していき、3年のとき休学することになった。大学4年で復学すると、すぐに就職活動をし、メーカーの生産管理の仕事に就いた。体のことを考え、通勤30分、6時には終わる仕事を選んだが、それでも体がついていかず、就職して3ヵ月で症状が悪化し退職した。会社を辞めるとまた症状は良くなっていった。

27歳のときに悟さんは脱ステロイド医吉岡の講演会を聞き、吉岡医師を知る。28歳のときには、中学、高校でやっていた卓球を再開する。チームに入り、試合にも参加するほど身を入れてやっていたところ、最初の1ヵ月は汗で症状が悪化したが、その後「絶好調」と言えるほど症状がよくなっていった。この時、自宅から40分くらいのところに仕事を見つけ、再就職した。だが、5人未満の零細企業で物足りず、一年半ほどで医療機関に転職する。

ところが、転職後、症状は再び悪化し始める。就職先の医療機関では治療家でもあり経営者でもある先生が、半導体レーザーを当てながら肩をもみほぐすという治療をしてくれたため、働きながらその治療を受けていた。しかし、悟さんは先生の「お前を治してやる」という圧力のようなものを感じ、それをストレスに感じるようになっていった。さらに、通勤のストレスも大きく、症状は徐々に悪化していった。

症状があまりにも悪化したため、悟さんは吉岡医師のところに相談しに行った。吉岡医師と話し合う中で、悟さんはどこかに入院したいと思い、アトピー性皮膚炎患者の入院を引き受けてくれる病院を紹介してもらえないか頼んだ。入院という選択は、症状が酷くても会社を辞めるわけにはいかないという状況の中で考え出されたものである。吉岡医師は大阪で脱ステロイド療法を行っている秋元医師（仮名）を紹介し、悟さんは31歳でここに緊急入院することになった。

秋元医師の病院に入院し、4週間すると悟さんの症状は一気に改善した。アトピー性皮膚炎の標準治療では、皮膚を保湿するために、ステロイド以外に非ステロイド系のクリームや軟膏を使うことを勧めるが、秋元医師はこうした非ステロイド系の軟膏も使うのを止め、肌をあえて乾燥させる「脱軟」を指導する医師だった。悟さんも脱軟をし、その甲斐あってか、仕事のストレスから解放されたせいか、症状が良くなり、4週間の入院後、仕事に復帰した。しかし、仕事に戻ると会社に席がなく、経営者と完全に対立し、退職を余儀なくされた。

そこから悟さんは傷病手当金をもらいながら1年半ほどの療養生活に入る。この間に吉岡医師などと一緒に、ステロイド外用薬に副作用があることを認めてもらうためのウェブ上署名集め活動を行った。この署名活動が患者団体「アトピーフリーコム」発足のきっかけとなっている。悟さんは署名集めのためにホームページを開設し、代表者として約2年間署名集め活動を行った。

また、この療養期間中、悟さんは法律関係の資格を取る勉強を始めた。法律関係の資格を選んだ理由は、独立して自分のペースで仕事ができると考えたからである。また、今まで傷病手当金や雇用保険をうまく使って、仕事をしなくてもある程度お金をもらえるように工夫してきたこともあり、自分のためにもそうした法律を知っておきたいという考えもあった。

悟さんは、雇用保険の基本手当をもらいながら試験勉強を続け、雇用保険が切れると、刑務所での物品管理、工事立会など派遣の仕事をしながら、35歳で無事、試験に合格した。

悟さんのインタビューからは、アトピー性皮膚炎の成人患者が、症状を抱えながら仕事を続けることにどれだけ苦心しているかが浮き彫りになる。医師にとって、アトピー性皮膚炎は治療上の問題としてしか見えてこないが、患者にとってのアトピー性皮膚炎は、社会生活全般に関わる問題であり、その中でも仕事は特に重要な問題である。「アトピーフリーコム」では過去に3回、仕事がテーマのフォーラムが開催されてきたが、それだけ、患者にとって仕事は重要なテーマだといえる。

悟さんの語りからは、年齢が上がっていくほど、どんどん仕事を見つけるのが難しくなっていく様子が浮かび上がってくる。

今派遣で働いてるけどね、格差だね、格差がどんどんできてると思うよ。…そういう、チャンスがやっぱなかなかない。給料的にもそうだし、待遇的にもそうだし。時間がたって不利になればなるほど差が開いていく。同年代と比べて。厳しい。…就職だんだんだんだん厳しくなってくから。1回目の就職が一番条件的にはよくて、2回目は職安で見つけたやつ。職安で見つけたやつはあんま条件よくない。…派遣の場合はね、はずれはないんですけど、ある程度持ってかれちゃうから。いくらくらいもってかれるか知ってますか。4割近いですよ。・・・派遣はいいかなっていうのはちょっと問題。・・・ずっと続けていける仕事じゃないよ、これは。

悟さんは症状が悪化すると仕事を辞めざるを得ないため、何度も仕事を変えることによって、ますます仕事が見つけにくくなるという悪循環を体感している。こうした悪循環のサイクルにはまると、同世代で問題なく働いている人たちとの格差がどんどん開いていく。アトピー性皮膚炎を患っていることによって、多くの患者がこうした格差の底辺に落とし込まれていくことを悟さんはよくわかっている。

障害者じゃないんですよ、アトピーの人って。ただ最近思うのは、障害以上にすごい困った状況が多いんですよ。障害者以上にね。普通に見て、履歴書を見てると、大丈夫なのかなとか、やっぱりわからない。説明するときに、なかなか難しいんですよ。この間もちょっと面接に行ったんですけど、「どういう病気？どういう病気?」って。「アトピー、知ってるけど、どうなった?」って、本当に説明するのが面倒くさいって言ったらあれだけど、やっぱりわからないんですよね、全然。だから、そういう理解があると、すごい助かる。そういうのが求められているのかなと思う、世の中で。本当、障害者じゃないからね。生活保護も受けられない人がいっぱいいるけど、そういう感じですよね。困っている人がいっぱいいるんだけど、なかなか救済されない。

悟さんは、症状の悪化によって何度も仕事を辞めているため、履歴書にはそれが残る。アトピー性皮膚炎が退職しなければならないほど大変な病気だという認識は一般にはそれほどないため、仕事を見つける際にアトピー性皮膚炎のことを説明するのはとても大変だと悟さんは語る。しかも、障害者であれば生活保護や障害者雇用などがより利用しやすくなるが、アトピー性皮膚炎の場合は、障害者でもないため、そうしたバックアップをしてもらえる制度がない。

悟さんの事例からは、アトピー性皮膚炎を抱えながら、社会の中で自立して生きることがいかに大変であるかが浮き彫りになる。「アトピーフリーコム」のひとつの目標は、こうした生きにくさを抱えるアトピー性皮膚炎患者同士が繋がり、ステロイドの副作用やアトピー性皮膚炎を抱えて生きることの大変さを社会に知らしめていこうとすることにある。

2 認定ＮＰＯ法人「アトピッ子地球の子ネットワーク」

2－1 活動方針と背景

次に、「アトピーフリーコム」とはまた異なる方針で活動をしている「アトピっ子地球の子ネットワーク」について紹介したい。

筆者が「アトピッ子地球の子ネットワーク」に初めて接触したのは、２００６年である。この頃筆者はアトピー性皮膚炎についての調査を始めたばかりで、アトピー性皮膚炎関連の患者団体にコンタクトを取ろうとしていたところだった。インターネットで患者団体を検索したところ、自宅から通える範囲の関東圏内できちんと活動している唯一の団体として、「アトピッ子地球の子ネットワーク」を見つけた。早速、この事務局に電話をし、アトピー性皮膚炎の調査をしたいこと、そのために、月に1回開催されていた「夜の患者交流会」に参加させて欲しい旨を伝えた。これが「アトピッ子地球の子ネットワーク」との出会いである。

「夜の患者交流会」の日、当時六本木にあった事務所を訪ねて行くと、事務局長の赤城智美と代表の吉澤淳が出迎えてくれた。この2人が「アトピッ子地球の子ネットワーク」の実質的な運営者である。赤城は、肩の長さのおかっぱ風の髪型にゆったりとした洋服を着た、にこやかにわかりやすく話をする女性で、アトピー性皮膚炎を持つ子供の母親だった。「アトピッ子地球の子ネットワーク」の講演活動や執筆活動など、表に出る役割は赤城が引き受けているため、彼女がこの団体の顔といえる。吉澤は、茶色く染めた長髪を後ろでひとつに束ねた物腰の柔らかい男性だった。「アトピッ子地球の子ネットワーク」の会計など実務的な仕事は吉澤が行っており、赤城がうまく働けるよう常に彼がバックアップしている。

筆者は「アトピッ子地球の子ネットワーク」で長期的に参与観察をさせて欲しいと伝え、赤城、吉澤の了承を得た。それ以降現在に至るまで、同団体とは長く付き合いを続けている。ちょうど筆者が「アトピッ子地球の子ネットワーク」にコンタクトを取った時、ここで電話相談員の研修を行っていた。早速、筆者もこれに参加して研修を受け、初めはボランティアの電話相談員として同団体に関わるようになった。その後も、夏の子供向けキャンプのボランティアスタッフ、事務所の引っ越しの手伝い、単発的なアルバイト、アトピー性皮膚炎研究の発表、お正月や忘年会や日々の食事を一緒にしたり、旅行に行ったりと、さまざまな形で「アトピッ子地球の子ネットワーク」の活動を間近で見る機会を得てきた。

簡単に、「アトピッ子地球の子ネットワーク」の成り立ちを記したい。1996年に出版された金丸弘美著『アトピーに克つネットワーク』には、1995年までの「アトピッ子地球の子ネットワーク」の経緯が描かれている。それによれば、「アトピッ子地球の子ネットワーク」ができる背景には、赤城の個人的な子育て体験があった。赤城の子供は1歳頃から食物アレルギーとアトピー性皮膚炎を発症した。卵や乳製品を食べるとアレルギーが出て症状が酷くなり、皮膚が切れてしまう。そのため、子供が保育園に通うようになると、食物アレルギーのため給食が食べられないという問題が持ち上がった。赤城は保育園に給食の内容を変更してもらえるよう提案したが、これを認めてもらうまでには多大な労力を払わねばならなかった。今でこそ子供の食物アレルギーに対する認識は社会に浸透し、ある程度の理解を得られるところまできているが、1980年代当時、食物アレルギーに対する理解はなく、保育園の側としてもどう対処してよいのかわからなかったようである。最終的には、赤城は毎日、自分の仕事の出社前に保育園の給食室に通い、卵や大豆などのアレルゲンの除去をしてもらえるよう給食の担当の人たちに話をした。その結果、保育園のほうでも給食改善に向けて取り組む姿勢ができ、赤城の提言は実を結ぶこととなった。

子供のアトピー性皮膚炎がきっかけとなって、赤城は生協や生活クラブなど、安心して食べることのできる食材を提供してくれる団体に興味を持つようになった。その中で、「日本リサイクル運動市民の会」という環境問題に取り組む市民団体を知る。ここは、有機野菜等の宅配サービス「らでぃっしゅぼーや」の母体でもある。赤城は「日本リサイクル運動市民の会」に電話をかけ、ここで仕事がしたいと告げた。

入社にあたって入社試験とレポートが課され、赤城はここで食物アレルギーの子供を持つ母親をサポートするシステムについての企画書を提出する。これは赤城自身がひとりの母親として経験してきた苦労をもとに考え出されたものだった。この提案が人事採用者の目にとまり、赤城は「日本リサイクル運動市民の会」に入社する。

その後、赤城は、各種調査やアトピー性皮膚炎に関する映画の上映などを通して人々と関わり合い、ネットワークを作る必要性を感じるようになった。金丸の本より赤城の言葉を引用したい。

> 私自身が子供のアレルギーで四苦八苦していた。でも、アレルギー児の親の会とか、特定のお医者さんを中心にした患者の会とかには入りたくなかった。違う形のものがほしかった。…なによりコミュニケーションを成立させたかったんです。人との関係づくりをうまくしていきたかった。とりあえず調査をしたり、エコロジースクールをしていたんですけど、ふと電話を思いついた。まずは手軽な電話から始めてみようと。
> 〔金丸 1996: 110-111〕

こうして、赤城は1993年、「日本リサイクル運動市民の会」の内部セクションとして、電話相談事業と情報誌の発行を中心活動とする「アトピッ子地球の子ネットワーク」を設立した。この団体のネーミングには「アトピーの子供たちこそが、今、アトピーを通して生活に警鐘を鳴らしている。その子たちが、次の世代を担い、彼らの手で、これからの地球環境と共存できるような新たな生活をつくっていく。この子たちこそが地球の子なんだ」〔金丸 1996: 112-113〕という思いが込められている。

こうした設立の背景からわかるように、「アトピッ子地球の子ネットワーク」の基本的な姿勢は、一消費者、一母親の立場から出たニーズや疑問から出発して、代案を出しながら少しずつ社会を変えていこうとするものだといえる。こうした基本的な立ち位置は、「市場の失敗」と「政府の失敗」を補完するものとして位置づけられる市民セクターの役割と非常によく一致する［上野 201: 222］。赤城自身も、「アトピッ子地球の子ネットワーク」設立の動機として、「企業に対して、行政に対して提案をするために、生の声が必要だ」［金丸 1996: 110］と考えていたことが記されているが、このように政府（行政）とも、市場（企業）とも異なる市民の目線から提言を行っていくというところに、市民団体としての「アトピッ子地球の子ネットワーク」の基本姿勢がよく滲み出ている。

なお、1995年以降の同団体の経緯について簡単に触れておきたい。1995年の阪神淡路大震災のときには、被災者救援のため、アレルギー患者用の物資の調達、現地での支援活動を行った。この様子を、「アトピッ子地球の子ネットワーク」と関わりの深い医師の千葉友幸は、「赤城さんたちの活動はボランティアの域を超えて、滅私奉公でしたよ。あの姿を見て大変ショックを受けました」［金丸 1996: 189］というほどの働き方だった。なお、この頃、吉澤が「アトピッ子地球の子ネットワーク」に参加している。

1998年に、「アトピッ子地球の子ネットワーク」の母体である「日本リサイクル運動市民の会」が総務庁・内閣総理大臣の認可を受け財団法人「日本環境財団」となり、それに合わせて「アトピッ子地球の子ネットワーク」も「日本環境財団」に移る。しかし、2002年同財団より突然、「アトピッ子地球の子ネットワーク」の事業終息とスタッフの全員解雇を告げられる。そのため、「アトピッ子地球の子ネットワーク」は組織を独立させて事業を継続することになった。翌年の2003年には特定非営利活動法人（ＮＰＯ法人）の認証を受け、現在の形になった。

「アトピッ子地球の子ネットワーク」が、ほかの多くのアトピー性皮膚炎患者団体と異なる点は、赤城と吉澤がこの市民活動を本職にして「飯を食っている」という点にある。実際、日本において、市民運動を経済活動として軌道に乗せ、生活の糧にしていくというのは相当な困難を伴う。

まず「アトピッ子地球の子ネットワーク」の場合、どのような活動内容をしているかを紹介したい。同団体のホームページによると、その活動内容は、「電話相談、環境教育キャンプ、調査・情報提供、災害支援、講師派遣、連携・助成事業」と多岐にわたる。電話相談は１９９３年より現在まで毎週木曜日と金曜日に行われている。キャンプは毎年夏に、アレルギーの人を対象に開催されており、近年ではボランティアスタッフを含め１００人を上回る規模になっている。調査・情報提供については、研究者や医療従事者、専門家と共同で設計、集計、解析などを行っている。災害支援については、１９９５年の阪神淡路大震災、そして２０１１年の東日本大震災で、被災者へのアレルギー患者用物資の搬送などを行っている。講師派遣は、赤城がアレルギーやアトピーをテーマに、暮らし、アレルギー表示の課題、アレルギーのおこる仕組み、日常生活の留意点、最新の医療動向、環境、化学物質、食べもの、農業、子育て、母乳、子ども、からだ、住宅、自然、社会、教育、ジェンダー、女性、災害支援、商品開発、ＮＰＯ、市民活動などをテーマに話をするもので、毎年20件程度は行っている。こうした活動を赤城、吉澤と他数名のスタッフで行っており、慢性的に人手が不足している状況がある。

なお、こうした活動の維持経費に、１９９５年の時点では年間３０００万円かかっていた。しかし、収入は１０００万円しかなかったため、当時は残りの２０００万円を「日本リサイクル運動市民の会」の援助によって賄っていた。しかし、２００２年の解雇以降、こうした援助が見込めなくなったため、自力で経費を工面しなくてはならなくなった。

筆者は、２００８年に「アトピッ子地球の子ネットワーク」の総会に出席し、同団体の経営状況などを知ることができた。２００８年の時点の会計では、収入が１２００万円程度で全体では赤字になっており、吉澤には給料がまったく出ていない状況だった。総会で議論されたのは、「アトピッ子地球の子ネットワーク」が本当にやりたいことはお金にならないことで、そうしたことをするために、他のことをしてお金を稼ぐというやり方をしているということであった。しかし、赤城、吉澤ともに体力に限界があり、働き過ぎだという点が指摘された。このように、日本では志の高い市民団体であればあるほど、それを生活の糧にして活動していくのはとても難しいという状況がある。

２−２　活動のゴール

「アトピッ子地球の子ネットワーク」のアトピー性皮膚炎に対する向き合い方は、環境問題、社会問題を含めた広い視野に立ったものであり、その目指すところは単純に「アトピー性皮膚炎を治す」というようなものではない。この団体の目指すところは何かというのを、まず公式に出されたホームページから引用したい。ホームページでは「アトピッ子地球の子ネットワーク」が目指すものとして、「受容と共感、そして寛容へ」というタイトルが掲げられた後、次のように続く。

アトピー・アレルギー性疾患をもつ患者とその家族を支援し、人と自然が共生し多様な価値を認めあい、誰もが共に生きることができる社会をつくりたいと考えています。

身体とこころのバランスがとれていること。自然環境と人とが共に生き、共に豊かであること、かゆさや息ぐるしさ、薬の副作用やリバウンドから解放されること。それは、アレルギー性疾患をもった人も、アトピー性皮膚炎のある人も、ぜんそくのある人も、食物アレルギーの人も、花粉症の人も、元気な人も、ちいさい子もおおきい子も、大人も子どもも、みんなが望んでいることです。さて、そのために何をしたらいいのか、ひとりひとりにできることって何だろう、そんなことを考え実行したい、アトピッ子地球の子ネットワークです。(http://www.atopicco.org/ より引用)

ホームページに掲載されている情報だけでは活動のゴールがわかりにくいので、筆者が赤城や吉澤と話をするなかで聞いたことを基に説明の補足をしたい。赤城によれば、彼女が初期の「アトピッ子地球の子ネットワーク」でやりたかったことは、アトピー、喘息など普通でない人が普通の人と同じように生きていくための装置を再構築するということだった。前述のように、赤城の息子は他の子供と違って食物アレルギーがあったため、同じ給食を食べられないといった問題を抱えていた。そうした普通でない人が、普通の人と同じように生きていけるような社会にしたいというのが赤城の目標だった。それは、子供にアレルギー物質を抜いたお弁当を持たせるのではなく、みんなと同じ給食を食べるという体験をさせてあげたいという赤城の思いと重なる。前述のように、赤城は給食を作る係の人に頼んで、野菜オムレツであれば、卵を使わずに具を炒めてもらった後にカタクリで固めてもらう、カレーであれば、具を煮立ててカレー粉を入れる前に別にとってもらい塩味だけにする、といったさまざまな工夫をしてもらい、子供がみんなと一緒に給食を食べられるようにしてもらった［金丸 1996: 88］。このように、普通と違うことを社会の中に受け入れていってもらう、多様な価値観があることを認めてもらう、というところに「アトピッ子地球の子ネットワーク」の基本的な姿勢がある。

また、同団体は、しばしば医療者が考えるように、アトピー性皮膚炎をスキンケアやコンプライアンス、ステロイドだけの問題として捉えるのではなく、環境問題や身体、食物、ジェンダー、家族など、多様な現象との関わり合いのなかで捉えていこうとする。赤城を中心として1993年より行われた「環境・アレルギーフォーラム」の報告書には、「はじめに」という形で、以下のような指針が示されている。

① アレルギーを環境問題として認識することなしに本当の意味でのアレルギーの根本解決はありえないという命題が認識できた。

② アレルギーの原因は複合的である。大気汚染のみならず、食品添加物、農薬、高タンパク質、高カロリーの食生活など、さまざまな原因とその対策を考える必要がある。

③ 合成洗剤や有機溶剤などの使用による水質汚染が、地球環境の悪化のみならず、回り回って残留塩素の問題につながり、ひいてはアトピーの一連の症状を悪化させる。［金丸 1996: 199-200］

上記の文章に端的に示されるように、「アトピッ子地球の子ネットワーク」ではアトピー性皮膚炎も含めたアレルギーを環境問題として捉えており、病気を医療の枠内だけで捉えているわけではない。この点は、標準治療、民間医療、脱ステロイド医、患者団体「アトピーフリーコム」など他のセクターのグループと大きく異なる点だろう。

また、「アトピッ子地球の子ネットワーク」は、アトピー性皮膚炎をただ皮膚の症状として捉えるのではなく、身体全体の問題として包括的に捉えている。筆者が、赤城、吉澤と話をしていた時に、「アトピッ子地球の子ネットワーク」が過去にやった「おっぱいピュー」イベントの話になった。これは、おっぱいをマッサージして母乳の出をよくするというものだった。モデルになってくれる女性に机の上に寝てもらって、マッサージをする。マッサージによって体が緩むと、ちょっと触っただけでおっぱいが天井に届くくらいピューと飛ぶ。身体というのは、不思議で面白いものなのだということをわかってもらおうとする試みだった。この話をしながら、赤城は、「アトピッ子地球の子ネットワーク」としては、もちろんアトピー性皮膚炎を治療することも大切だと考えているけれど、治療は一部でしかなく、もっと大きなものがあることに気づいてもらいたいと語った。おっぱいの話も、赤城にとってみれば、アトピー性皮膚炎と大きく関わっている。体の不思議な点なども含め、大きく一周してアトピー性皮膚炎に戻ってくれば良いと思うと話をしてくれた。こうしたことから、「アトピッ子地球の子ネットワーク」の活動のゴールは、単に「ステロイドを使う、使わない」であるとか「アトピー性皮膚炎を治す」とかいったことではなく、広い視野からアトピー性皮膚炎を捉えようとすることだといえる。

また、「アトピッ子地球の子ネットワーク」のもうひとつの活動のゴールとして、自立した患者、自立した消費者を育てるということも挙げられる。赤城は「アトピッ子地球の子ネットワーク」を立ち上げる際の動機として、次のように語っている。

活動を重ねていくうちに、消費者として自立しなきゃいけないと思うようになった。世の中にいいものとそうでないものしかなかったら、いいものを選び取る力がなければならない。選びとる力さえあれば、迷わなくてもすむ。［金丸 1996: 108］

こうして消費者自身に知識をつけさせ、情報に惑わされずによいものを選び取る力をつけさせようとする姿勢は、アトピー性皮膚炎患者に対しても同様である。赤城、吉澤と話をする中で、「アトピッ子地球の子ネットワーク」の患者団体としてのあり方に話題が及んだことがあった。たとえば、患者団体のひとつのあり方として、赤城が中心となって、彼女を拠り所に患者を集めるというやり方もある。これはカリスマ的な魅力を持つ医師を拠り所に患者が集まるといういくつかの脱ステロイド医や患者団体のあり方と重なる考え方である。しかし、「アトピッ子地球の子ネットワーク」としてはそういうやり方はしたくないと赤城と吉澤は語る。それは、患者が何かに頼っている限り、頼る対象がステロイドになったり、赤城になったり、医師になったりと変わるだけで、本質的には何も変わっていないと考えるからである。何かに頼るのではなく、自分で判断力をつけ自立できる患者を育てたいというのが、「アトピッ子地球の子ネットワーク」の目指すところだと理解した。

そのため、「アトピッ子地球の子ネットワーク」は、「ステロイドを使う、使わない」といった判断に対しても、あくまで使うか使わないかは患者自身の選択に任せ、団体としてはどちらがよいとも悪いとも言わない態度を貫いている。ただし、ステロイドのリスクなども考慮し、環境や身体に優しい生き方を考えているという側面があるため、ステロイドを使わない患者がやや多く集まってくる傾向がある。脱ステロイド療法を行う医師や民間医療は、基本的に「ステロイドの使用を中止し、アトピー性皮膚炎を治す」ということを治療の目標に掲げるが、「アトピッ子地球の子ネットワーク」では、ステロイドを中止している患者に対しても、治ると語って励ますという態度は取らない。これは、治るということをいくら患者が信じても結局は治らない患者がいることを考慮に入れており、そうした患者をどうするべきかを考えているからともいえる。実際のところ、「アトピッ子地球の子ネットワーク」の電話相談には、標準治療にかかっても脱ステロイド療法を行っても治らなかった患者の相談が寄せられる。吉澤は、「アトピッ子地球の子ネットワークには、標準治療に対する不満、民間医療に対する不満、脱ステロイド医に対する不満が寄せられてくる。たとえば、脱ステロイド医のところにかかっても、結局アトピーが治らなかった、と。この団体は、そうしたどこからも見捨てられた人たちのための受け皿になっている」と語る。こうしたどうやっても治らない人たちをどうするか、というところに「アトピッ子地球の子ネットワーク」の目は注がれている。

前章でも述べたが、患者に治ると信じさせ治るために努力させることには、治らなかったときに患者が余計落ち込んでしまうというリスクが付きまとう。また、医療人類学者の柘植あづみは、先端医療技術の研究を通して、治ることだけを追求する医療と患者の考えの間に溝があることを指摘している。

病気と闘って、多くの力を注ぎ、時間もお金も費やしても、必ずしも治る、改善するわけではない。……「治れば良い」という思想は、治らない病気にかかっている人、治らなくとも良いと思っている人、治さない選択をした人、治すという選択以外の選択をした人が、疎外されていくことにならないかという危惧が残る。…技術の進展は、患者の選択肢を広げるのではなく、治すために努力するという選択肢に狭めているのに過ぎないのではないかという疑問が生じる。［柘植 2004: 161］

柘植が指摘するように、医療は患者の抱える疾患を治すということをゴールにするが、患者にとって、治療は生活の一部に過ぎない。治すことよりも他のことを優先しようとする患者も存在する。ここに、医療と患者の溝が生じる。この溝は、アトピー性皮膚炎の場合にも同様に生じる。患者によっては、病気を治すことよりも大切なことがある。赤城は病気を治すことに固執しない姿勢を次のように表す。

疾患をもつ人は、人生を病気のためにささげるべきなのでしょうか。治さなくてもいい人生や、治りながら生きることや、疾患をもつ故の生き方は存在しないのでしょうか。［赤城 2005: 108］

治すということだけに選択肢を狭めない、より多様な生活の仕方に対して可能性を開いていくというのが、「アトピッ子地球の子ネットワーク」のひとつの活動のゴールといえる。こうした「アトピッ子地球の子ネットワーク」の考え方は、ここに集まってくる患者たちにも影響を与えている。その例として、香奈枝さんの事例を紹介したい。

【事例】香奈枝（32歳女性）「アトピーはアトピーですね。治ったらいいなとは思うけど、その程度」

香奈枝さんとは、「アトピッ子地球の子ネットワーク」で出会い、一緒に電話相談や夏のキャンプのボランティアスタッフとして働いてきた。彼女は会社員としてフルタイムで働きながら「アトピッ子地球の子ネットワーク」のボランティアをこなしており、多忙ながらも団体とは比較的近しい関係を築いてきた。香奈枝さんには、2007年に1回、2011年に1回インタビューを行った。

香奈枝さんは2歳くらいの時からアトピー性皮膚炎と診断され、ずっとアトピー性皮膚炎と付き合い続けている。しかし、彼女にはそれを気にするような雰囲気はなく、アトピー性皮膚炎に対して開き直っているような印象を受ける。

香奈枝さんは物心ついた時からおでこのカサカサしたところに、ステロイド外用薬のリンデロンを塗り続けていた。彼女は7歳の時に父親の仕事の関係でアメリカへ渡った。アトピー性皮膚炎の薬をもらうために行った病院の日本人医師に、「あなたの子供も同じ皮膚病になる可能性が高い。だから結婚相手は皮膚病のない人の方がいい」と言われ、幼心に驚いた記憶がある。その頃は頭皮の傷から黄色い透明な液が出たりしていたので、ステロイドを使っていても、それなりに症状が出ていたようである。

中学生のときにアメリカから帰国すると、自分で学校帰りに皮膚科へ寄って、ステロイドをもらい続けた。ただ、香奈枝さんは陸上部に所属し、毎日運動をし、規則的な生活をしていたせいか、アトピー性皮膚炎もたまに症状が出る程度で、ステロイドもおでこに少し塗るだけで済んでいた。

高校に入学してすぐに、香奈枝さんはアメリカに留学することになった。出国前に病院に行くと、薬の処方は最大で2週間分までしかできないと告げられ、2週間分の薬を持って渡米した。2週間分の薬で1年間生活をしなければならなかったので、いざという時にしか薬は使わなかったが、実際、症状は初めの1週間少し出ただけで、後は良くなっていき、2週間の薬で1年間乗り切ることができた。

ところが、日本に帰国すると、おでこや目の周り、口の周りなど顔に症状が出るようになり、たびたび学校も休まざるをえなくなった。悪化の理由は定かではないが、帰国後のカルチャーショックや、友人、先生との関係、受験勉強などが影響していたのかもしれないと香奈枝さんは考えている。

大学に入学すると、化粧もするようになったが、ファンデーションを塗ると7割方かぶれてしまうため、本当に必要な時に限って化粧をするようになった。大学3年生のときに、休学して中国へ留学することを決めた。この時もアメリカの時と同様、2週間分の薬を持って中国へ渡ったが、今回は薬が切れるとすぐに顔が赤くなってしまった。友人の紹介で中国製の漢方薬入りクリームを使うようになり、それで何とか乗り切った。また、このときに漢方の医者にもかかる機会があり、西洋医学の対症療法に疑問をもつようになった。そして、これを契機に、このまま西洋医学にかかり続けるよりも、身体のバランスをみながら全体的に改善をしたほうがよいのではないかと考え始めた。

今までは大学行ってそこそこ安定した会社に入ったらそのまま幸せになれると思ってたの。普通に結婚して子供を生んでとか。だけど階段を上ることが幸せなんじゃなくて。自分で選んで行くってことができるなっていうか。生き直しができるなって。私食べ物のことなんかも、原材料なんか見たことなかったの、前は。…でも中国行ってからね、体が基本になったのかな。

中国に留学するまでは食事について特に意識したこともなかったというが、これ以後、香奈枝さんは自分の身体や食べ物に対して意識するようになる。

日本に帰国すると、今まで10年間お世話になっていた医師に、今のままずっと薬漬けで暮らすよりも生活改善を試してみたいと告げ、漢方薬の処方をしてくれる別の医師を紹介してもらった。その頃からひとり暮らしも始め、野菜中心で肉やお菓子を取らない食生活、風邪をひいても風邪薬ではなくしょうが湯やかんきつ類を摂取し、睡眠を十分取るように気をつけるなど、体の自然治癒力を信じる生活スタイルに切り替えていった。

大学3年生になり、就職活動が始まった。慣れないスーツを着て、かさかさになる化粧をして、掻きたくなる衝動を抑えて面接に向かうという辛いものだったが、結局、最初に訪問した会社から内定を受け入社した。

香奈枝さんは、入社と同時に、脱ステロイドを行った。この頃に「アトピッ子地球の子ネットワーク」の会報誌を読み、ステロイドの危険性を知ったことがきっかけだった。入社したての工場実習で化学薬品を扱っていたことも重なったのか、酷いリバウンドが起こったが、仕事は休まず続けた。

香奈枝さんは、26歳のときにカンボジアに旅行に行っている。このとき、彼女は部署が異動したばかりでひどく忙しく、めまいと腰痛で会社に行けないほど身体を壊していた。しかし、カンボジアに行くことで考え方が変わり、会社に戻ることができたという。

諦められるようになったの。そんなに仕事一生懸命やってもしょうがないなって思って。…働くために生きてるわけじゃなくて生きるために働くわけだから、生活のほうが大切だよなって思ったの。…別に仕事が第一とか仕事を一生懸命やらなくてもいい。優先順位が定まってきた。

仕事第一主義や競争主義といった考え方から一歩距離を置き、身体や農業や食事などに目を向けていこうとする姿勢は、ステロイドを使い続けながら身体的に無理をすることに疑問を抱き、極力自然な形で症状と付き合っていこうという考え方の素地になっているように見受けられる。ステロイドを使わない分、症状の良し悪しの振れ幅はある程度あるが、それを受け入れて付き合っていこうというのが彼女の考え方である。なお、彼女は現在までの８年間、ほとんどステロイドを使うことなく良くなったり悪くなったりする症状と付き合い続けている。

脱ステロイドをした後、いつか治ることを信じてがんばるという考え方の人もいるなか、香奈枝さんの場合は、アトピー性皮膚炎を治そうということにそれほど囚われていないという印象を受ける。アトピー性皮膚炎はいつか治ると思うかと質問した筆者に対して、香奈枝さんは次のように答えた。

アトピーはアトピーですね。治ったらいいなとは思うけど、その程度。

香奈枝さんと話していて感じるのは、アトピー性皮膚炎を治そうということではなく、アトピー性皮膚炎を受け入れていこうとする姿勢がみられるということである。香奈枝さんは、「アトピッ子地球の子ネットワーク」が出版した成人アトピー性皮膚炎患者の体験談集『アトピー性皮膚炎の体験を語る――おとなになった患者たち』に寄稿しており、その中で次のように語っている。

アトピーが完治するかしないかはよくわからない。治ればいいなとは思うけれど、どうしても治したいとまでは思っていない。それを含めて私自身だと思うから。治したいがために、色んなことを犠牲にして自分を縛るよりも、少しでも楽にゆるゆると暮らしていけたらいいな、と思う。

このような考え方は「アトピッ子地球の子ネットワーク」の目指す方向性とも重なり合っている。

3　イギリスの患者団体「ナショナル・エクゼマ・ソサエティー」

3―1　活動方針と背景

前節まで、日本の民間セクターの事例として患者団体「アトピーフリーコム」、認定ＮＰＯ法人「アトピッ子地球の子ネットワーク」を取り上げた。この2団体とも、標準治療に敵対、もしくはそれから距離を取った立場にある団体だった。なお、このような団体以外にも、本研究では特別に調査の対象にはしていないが、ＮＰＯ法人「日本アレルギー友の会」のような標準治療を行う医師がバックアップする患者団体も存在している。

一方、イギリスでアトピー性皮膚炎の患者団体を探すと、筆者の知る限りではひとつしか該当がなかった。それが、ナショナル・エクゼマ・ソサエティー（ＮＥＳ）である。ＮＥＳは、日本でいうＮＰＯ法人「日本アレルギー友の会」のように、標準治療を勧める患者団体である。ＮＥＳは、英国皮膚科医協会（ＢＡＤ）のリーフレットのなかでも情報提供の場所としてＮＨＳなどと肩を並べて紹介されている。ここからも、ＮＥＳが近代医療の一部であり、社会的にも正統的な患者団体として認められていることがわかる。２０１０年の時点でＮＥＳの会員数は約４５００人で、会員の年会費はイギリス在住者が20ポンド（約２５００円）、海外在住者は40ポンド（約５０００円）だった。

ＮＥＳがどのような活動を行っているかを簡単に紹介したい。ＮＥＳのホームページによれば、その活動内容は主に以下の５点となる。

・電話とe メールによるヘルプライン
・季刊誌『エクスチェンジ』、さまざまなリーフレットやブックレットの出版
・湿疹を治すための研究への資金提供
・ヘルス・ケアの専門家の教育とトレーニング
・地域のサポートグループに人々がコンタクトできるようにすること

筆者は２００９年よりＮＥＳに入会し、季刊誌『エクスチェンジ』、リーフレットやブックレットを手に入れ、２０１０年の総会に出席し、地域のサポートグループが月に１回開催している患者同士の語り合いに参加しながらＮＥＳの活動を見ることができた。また、それに先立つ２００８年には、入会はしていなかったがＮＥＳが行うヘルス・ケアの専門家のトレーニング「スタディー・デイ」に出席した。

まず、筆者が見てきた日本の患者団体ともっとも異なる点として、ＮＥＳが患者のサポートだけでなく、専門家に対しても教育を施す立場にある点が挙げられる。これは、前述の「ヘルス・ケアの専門家の教育とトレーニング」に該当するが、ＮＥＳでは、イギリス各地で「スタディー・デイ」としてこのトレーニングを行っている。２０１２年には、マンチェスター、バーミンガム、ロンドンなど6か所で6回「スタディー・デイ」が開催された。筆者も２００８年にマンチェスターで開催された「スタディー・デイ」に参加したが、このときは午前中から午後まで昼食やティータイムを挟みながら、湿疹をもつ患者へのケアの仕方について、医療の専門家や患者のプレゼンテーションを聞いた。そこで配布されたガイドラインは、英国皮膚科医協会（ＢＡＤ）とプライマリ・ケア皮膚科学会（ＰＣＤＳ）が共同で作成したものであり、あくまでメインストリームの医療のガイドラインを遵守している。

印象的だったのは、湿疹は治らないということをはっきりと強調してプレゼンテーションが行われていたことである。患者向けの場合には、治らないことをそこまで強調すると、患者が落胆してしまうため、「治らないけれどもコントロールをすることはできる」といった表現が使われることが多いが、「スタディー・デイ」は医療の専門家向けだったため、そうした患者への配慮が必要なかったからであろう。また、この「スタディー・デイ」ではオーガナイザーが予期せぬ一幕もあった。ひとりのプレゼンテーターが、ステロイド外用薬の副作用として、皮膚が薄くなり何か所も身体の皮膚が裂けてしまった患者の写真を映し出した。この写真は痛々しく衝撃的なものだったので、それを見たオーガナイザーが慌てて「このような副作用はめったに起こらない」と聴衆にフォローを入れることになった。こうしたオーガナイザーの態度からもわかるように、NESはステロイドに対する不安を取り除き、きちんと薬を使うことをヘルス・ケアの専門家に教育しようとしている。すべてのプレゼンテーションの後には、参加者一人ひとりに賞状のような参加証が配布され、この「スタディー・デイ」を受講した証明ができるようになっていた。

筆者が日本で見てきた患者団体は、患者を対象にしたものばかりであり、ヘルス・ケアの専門家にまで教育を施すというようなものは見られなかった。NESは、医療専門家の従属的な機関というより、患者に対しても医療従事者に対してもメインストリームの治療を教育していくという強い立場にいる印象を受ける。

3-2 治療／活動のゴール

季刊誌『エクスチェンジ』を見ても、NESがメインストリームの近代医療を推し進めていることがわかる。その治療方針は、専門職セクターで紹介した治療法とまったく同じである。ただ、興味深いのは、『エクスチェンジ』には患者の体験談が毎回載せられており、それを通して具体的にどういった患者像が良しとされているのかがわかる点である。日本の場合、標準治療を試した患者の体験談にしても、民間医療を試した患者の体験談にしても、ほとんど必ず、最後はきれいな皮膚を取り戻して幸せな生活を送っているという形で締めくくられる。たとえば、２０１０年11月9日から14日にわたって朝日新聞で連載された「患者を生きる――大人のアトピー」というコーナーでは、標準治療を行って症状が改善した例として荻野美和子さん（31歳）の体験談が掲載されていた。彼女は幼少の頃からアトピー性皮膚炎を患っており、大学4年のときに、脱ステロイド療法を決行する。それから5年半の間、彼女はステロイドの使用を止めればいつかはアトピー性皮膚炎が治ることを信じて、症状の改善をみないまま酷い状態を耐え続けた。しかし、２００６年、家族の勧めで東京逓信病院を受診し、嫌だと思っていたステロイドを使った治療を受け始めた。症状は数日で治まり、その後も現在に至るまで安定した状態を保つことができている。また、民間医療の体験談であれば、たとえば日本オムバスの発行する無料の機関誌『あとぴナビ』に、毎号患者の体験談が掲載されている。この体験談はどれも、ステロイドの使用を中止し、日本オムバスの湯治療法を続けるうちに、アトピー性皮膚炎が治ったという形になっている。

こうした日本のアトピー性皮膚炎克服体験談に対して、『エクスチェンジ』に掲載されている体験談は、必ずしも症状が良くなってハッピーエンドの締めくくりになっているわけではない。どちらかというと、症状はずっと抱え続けているが、それでも何とか頑張って毎日やっていくというタイプの体験談が多い。例として、２０１０年9月号の『エクスチェンジ』に掲載されていたアンジェリン・フラワーという女性の体験談を紹介したい。この体験談は次のように始まる。

今でこそ、私は学士号以上の学位も取り、幸せな結婚をして、小さな娘もいる、人からも尊敬される専門家です。でも、まさに今この原稿を書いている仕事のお昼休み時間にも、ジーンズをはぎ取ってひざの裏を掻きむしりたいし、頭皮は剥がれ落ちるし、口の横の傷が治りかけでくっつこうとしているので、今日は笑うのが痛い有様です。（No.137, 2010.9.12）

この書き出しからわかるように、アンジェリンの体験談は決して症状が良くなってハッピーエンドというタイプのものではない。アンジェリンは1970年代に生まれたが、その当時イギリスの医師たちはまだ湿疹についての知識が無かったので、彼女は湿疹ではなく蕁麻疹《じんましん》と診断され、適切な治療を受けることができなかった。幼少期、彼女の症状は酷く、「発疹（spot）」というあだ名をつけられ、のけものにされた。彼女が8歳の時に、父親が湿疹の臨床試験を行っている専門家を見つけ、彼のところで食事療法を受けさせた。彼女は、初めはシチメンチョウと米とパイナップルしか食べるのを許されず、それから1ヵ月にひとつずつ食べられる物を増やしていくという食事療法を5年間続けた。小学校も中学校も彼女にとっては大変な時期だった。特に中学生になると、彼女も髪を染めたりおしゃれをしたり、今まで使っていたコールタールのシャンプーや石鹸を使うのを止めたりして、「普通になりたい」と思うようになった。それでも、アイラインを引いたり、ピアスを開けたりすることは彼女にとって症状を悪化させるリスクの大きい行為であり、アンジェリンの症状を心配する両親はそうしたことに対して厳しい態度を取った。彼女はアトピー性皮膚炎のせいで、自尊心が低く外向的にもなれなかった。16歳になると、湿疹は顔から消え、身体に残るだけとなり、ボーイフレンドもできたが、彼女はどうして彼が自分なんかとデートしようとしてくれるのかさっぱりわからず、ボーイフレンドとの関係も2年で終わった。

アンジェリンの人生が変わったのは、高校を卒業してアラスカに留学してからである。この頃には湿疹も関節部と背中に残るのみとなっていて、外見的には湿疹はあまりわからないほどになっていた。彼女は友達を作り、現在の夫となる男性とも巡り合った。彼に受け入れられることによって、彼女自身も自分を受け入れられるようになっていった。

彼女が妊娠したとき、また彼女に変化が訪れた。湿疹が再燃し、顔に症状が戻ってきたのである。それまで彼女は、いつも家を出るときは化粧をしていたが、妊娠以降、化粧をするのも、髪の毛をいろいろな製品を使って整えるのも、ナイロンやドライクリーニングをしたシャツを着るのも止めた。これらはすべて彼女の症状を悪化させるからである。もちろん、身だしなみのレベルが下がったアンジェリンを見て、彼女の周りの人たちは彼女をじろじろと見たり、何かしら言ったりしてくることもあったが、アンジェリンは年齢を重ね母親になることによって、そうしたことにうまく対処していけるようになったという。

冒頭にあるように、彼女の症状は決して良くなったわけではなく、調子の良い日もあれば悪い日もあり、朝どうしても起きたくないときもあるという。それでも痛みを押して起きて、また痒みとともに一日を過ごさなければならない。彼女の体験談は、日本の体験談でよく見るような「症状が消えてハッピーエンド」という類いの物語ではなく、湿疹とともに生きていく物語である。

こうした体験談の質の違いには、いくつかの要因が影響していると考えられる。日本でよくみられる体験談の多くは、標準治療なり民間医療なりのプロパガンダとして書かれている。前述の朝日新聞の記事や日本オムバスによる『あとぴナビ』は明らかに、それぞれの治療法のプロパガンダである。特に日本では、標準治療と脱ステロイド療法がそれぞれお互いを排斥し合っているため、自分たちの治療法をアピールするために、症状が良くなった、もしくは治った成功談のみを描きだす。しかし、イギリスでは脱ステロイド療法がないため、特に近代医療を脅かすほどの治療法は他に存在しない。そのため、イギリスでは、近代医療がプロパガンダ的な体験談を使ってまで他の治療法と競争する必要性が薄い。

また、『エクスチェンジ』の体験談は、第三者が書いているのではなく、患者本人が一人称で書いている。ある程度編集が入っているとしても、本人が書く体験談であるため、より自由に書きたいことが書けるということもあるだろう。

こうした体験談の書き方からも、NESの目指しているものが湿疹を治すということよりも、疾患を抱えたままいかに生きていくかを考え、患者同士でそれを分かち合う場を提供するというところに置かれていることがわかる。また、日本の標準治療の場合は、ステロイドを使って、症状をコントロールし続ければ、酷い悪化を招くことはない印象を与えるが、NESでは、いくら治療をしていてもやはり調子の悪い日もあるということが描かれていて、より患者の実体験に即している印象を受ける。

また、NESが発行しているブックレットのなかに成人患者向けのガイドブック『メンバー向け大人のアトピー性皮膚炎のマネージメント・ガイド』があり、それも日本の民間セクターや標準治療とは少し異なる趣を持っている。日本の患者団体「アトピーフリーコム」では、疾患を抱えながらいかに仕事を続けるかがしばしばテーマとなっていたが、NESでも、治療だけでなく患者の社会生活に及ぶアドバイスをしている。成人向けブックレットでは仕事に関するアドバイスはもちろん、パートナーとの肉体的な関係、妊娠、老年期についてと、日本の患者団体ではまだそれほど議論されていないトピックが取り上げられていて興味深い。パートナーとの肉体的な関係については、皮膚の状態が悪いためにパートナーとの肉体的な接触を避けたいときには、相手に自分の状態をきちんと説明すること、そうでなければ、相手は自分が拒否されていると感じてしまう、といったことや、スキンケアやマッサージをパートナーと一緒にやり楽しむようにすること、体に痛いところがあるときにはより快適に感じられる体位をパートナーと探すこと、性交後はすぐに風呂かシャワーを使うこと、ただし、何も言わずに性交後すぐにシャワーに向かうのではなく、パートナーにはこのことをきちんと説明すること、といった具体的で踏み込んだ内容のアドバイスがなされている［Jordan 2003: 4-6］。

妊娠に関しては、妊娠中にホルモンが変化するので、症状が悪化する人もいれば逆に良くなる人もいること、妊娠中は弱いステロイド外用薬は使ってもよいが、強いレベルのものは医師への相談が必要なこと、ただし、妊娠初期の３ヵ月は、強いステロイド外用薬も使用できることなどが書かれている［Jordan 2003: 7-8］。

老年期の湿疹については、静脈瘤の湿疹を減らすためのアドバイスが書かれている。太ると問題が増えるので、体重をコントロールすること、定期的にベッドやソファに横たわって足を高い位置に上げること、くるぶしに湿疹ができた場合はサポート靴下を履くことなどが記されている［Jordan 2003: 18-19］。

ＮＥＳでは、単に治療に関することだけでなく、生活全般で遭遇するであろうさまざまな困難とそれについてのアドバイスを提供している点で、病院での治療よりも幅広い視野で疾患を捉えているといえる。これは、患者団体だからこそできる視点の持ち方だろう。また、これは日本の患者団体の姿勢と重なる部分もあるが、ＮＥＳのほうが日本ではまだタブーのように扱われている性の問題や、まだあまり語られていない老年期の湿疹の問題を語っている点で、情報をよりオープンに出していく準備が整っているといえるだろう。

最後に、イギリスのさまざまな地域にあるＮＥＳ傘下のサポートグループの活動についても触れておきたい。筆者は、２０１０年から２０１１年にかけてロンドンで月に1回行われていたキングストン＆リッチモンド湿疹サポートグループにおける患者同士の語らいの場に参加した。少ないときには筆者を含めて4人、多いときには14人の参加者がいた。夜８時から10時まで、キングストン病院のロビーで、治療のことやその他さまざまな出来事を話し合う。オーガナイザーは本人もアトピー性皮膚炎患者であり、アトピー性皮膚炎の子供を持つ母親でもあるトレーシーで、その他に大体毎回参加するのは、アトピー性皮膚炎の子供を持つ母親であるジェニーとルーシーだった。以下は２０１０年６月のミーティングに参加した際の筆者のフィールドノートである。

今回は21時過ぎに遅れて到着。いつものキングストン病院に着くと、テーブルを囲んでいつになく議論が白熱していた。メンバーはいつものトレーシー、ジェニー、ルーシーに加えて、赤ちゃんを抱いたイギリス人の男性、その妻の30代くらいの韓国人女性、イギリス人の30代くらいの女性２人がいた。私を入れると計８人と初めての大人数である。ひとりのイギリス人女性は30分ほどして、用があったようで帰ってしまい、10時まで残りのメンバーで話をしていた。もうひとりのイギリス人女性は、４歳半になる子供のアトピー性皮膚炎で悩んでいるようだった。彼女もステロイドを赤ちゃんに塗るのに抵抗があるようで、症状のある個所だけステロイドを塗っていたが、医者にもっとまんべんなく全体に塗るように指示されたと話していた。

韓国人の女性もやはりまだ8ヵ月の赤ちゃんにステロイドを塗るのが嫌で、ここに意見を聞きに来たようだった。ちょうど私が入ってきたときに、彼女はステロイドを塗ってもしばらく使わないでいるとまたぶり返してくるから、薬を使うのはナンセンスだと思うと話しているところだった。彼女は少し神経質になっていて、話の最後の方では涙を浮かべていた。ジェニーによれば、彼女の夫が赤ちゃんの症状が酷いといったことに対して、彼女はそんなに酷くないと言って泣いたということだった。ジェニーの見方では、母親はいつも症状を見慣れているから酷いと思わなくなるけれど、他人から見れば酷いということになるのでショックを受ける、ということだった。

前述のイギリス人の女性も、赤ちゃんがアトピー性皮膚炎だとショックを受けると話しており、それを受けてジェニーが、赤ちゃんというのはきれいな肌をしたものだというイメージがあるから、実際に自分の赤ちゃんがアトピー性皮膚炎でぼろぼろの肌をしていると、それが何かの失敗であるかのようなショックを受ける、と話していた。

トレーシー、ジェニー、ルーシーはこのグループの中心的なメンバーであるだけあって、ステロイドは塗りたくないけれどもきちんと塗らなければいけないという立場に立っている。トレーシーは自分も実際に長年ステロイドを使ってきたけれど、今はこんなにきれいな指だし、ステロイドは問題ないということをイギリス人の女性に強調していた。イギリス人の女性は、「ステロイドは怖いと思っていたけれど、トレーシーを見て安心したわ」と話していた。

ジェニーも韓国人の女性に対して、赤ちゃんにステロイドを使うのは抵抗があるかもしれないけれど、怖がらずに1日3回しっかりステロイドを塗って痒みを完全に取り除き、その後ステロイドをしばらく止める、というようにしないといけないと話していた。韓国人の女性もイギリス人の女性もステロイドを怖がってここに話を聞きに来た感じだったけれど、トレーシーら3人の考えはステロイド寄りなので、本心では少し不満を感じていたのではないかと思う。
新しく来たメンバーが10時に帰ってしまうと、私たち4人が残り、おしゃべりを続けた。みんなこの日は興奮しており、今日来た人たちがどうだったかしゃべってフォローアップしていた。ジェニーとトレーシーは、もう韓国人の女性は来ないだろうと話した。壁を感じた、という。でも、ジェニーは、こういう風に日頃溜まっている鬱憤を吐き出す場として、こういうことは必要だろうとも言っていた。そういう意味では彼女にとって今日来たことは良かったんだと思うという話をしていた。

以上が筆者のフィールドノートからの抜粋である。このミーティングに参加することによって、イギリスでも多くの患者がステロイドに不安を感じていること、そして、NESの役割がそうした患者にステロイドは使っても怖くないと教えることだと感じた。ここからもわかるように、NESはあくまでメインストリームである近代医療の治療法を遵守するよう患者たちに教育していく姿勢を持っている。
次に、このサポートグループのオーガナイザーであるトレーシーの事例を紹介したい。

【事例】トレーシー（46歳女性）「自分が好かれているっていうことを感じたいから、注目の的になりたいって思うのよ。私にはそれがよく理解できた」

トレーシーとは、このサポートグループのミーティングで出会った。年齢は40代の半ばころ、白人の女性で、髪は極端なショートで男性のようであり、やせ形で知的で深い洞察力を秘めたような眼をしていた。

2人の娘の母親である。見たところまったくアトピー性皮膚炎だとわからない白い肌をしていたけれど、はじめましての握手をしたときに手のかさつきでアトピー性皮膚炎だということがわかった。なお、後から話を聞いてわかったのだが、髪の毛は数ヵ月前に原因不明で抜けおちてしまい、このときはようやく髪の毛が伸びてきたところだということだった。

いつも、ミーティングはキングストン病院のロビーで行われるのだが、いちどだけ、トレーシーがベビーシッターを頼めず家から離れられないということで、彼女の家に集まることになった。その日の参加者は、常連のメンバーであるジェニーとルーシーと筆者だけだった。トレーシーの家は大きくて居心地が良く、デザインのセンスの良さを感じた。エントランスの庭には春らしく白い小花が咲き、玄関口のドアの脇には渋みのかかったピンク色のクレマチスが咲いていた。

トレーシーは前回会ったときに比べ、髪も伸び元気そうだった。ブラウンの髪は5㎝くらいはあり、パーマをかけたのかカールしていた。シャネルの黒縁の眼鏡をかけ、ストライプのシャツに黒のスカート、ストッキング、シルバーの輪がいくつも重なりあったようなネックレスをつけていた。まるで外出するときのようなバッチリ決まった出で立ちだった。玄関先でジェニーとハグし、私とは握手をして中に入れてくれた。

家の中をまっすぐ歩いて行くと左手に広いダイニング兼キッチンがあり、その奥にリビングルームがある。大きなソファが2つ、テーブル、大きなフラットテレビがあり、壁にはたくさんの家族の写真と絵がいくつかかけられている。写真のほとんどは2人の娘さんのものだが、トレーシーの写真も夫の写真もある。写真の中の若いトレーシーはブロンドヘアの美人だった。本人も顔には症状が出ないと言っていたけれど、まったくアトピー性皮膚炎だとは思えない美しい写真ばかりである。

しばらくしてトレーシーがお茶を入れて運んできてくれた。「さて、今日はどうしましょうか」とトレーシーが言うので、せっかくのチャンスなので、「今インタビューをお願いできないでしょうか」と聞くと、ふたつ返事で引き受けてくれた。ジェニーとルーシーはもうひとつのソファに座ってトレーシーのインタビューを聞いていた。

トレーシーがアトピー性皮膚炎を発症したのは生後3週間の頃で、それからずっと酷い状態が続いた。彼女の子供時代は、アトピー性皮膚炎のせいもあってとても辛いものだった。

小学校時代は酷かった。私以外の女の子はみんな2人組になってずっとお互いの名前を呼び合っていたわ。中学校も、年齢は上になっているけど問題はあった。みんな2人組だったけど、私だけ相手がいなかったの。私はいつも3番目だった。私はいつも他のクラスの1人か2人の子と一緒に座っているか病気かだった。一緒に座る子を1人探すのに、2、3年かかったわ。

学校での生活は楽しいものではなく、アトピー性皮膚炎のため身体的な苦痛も大きかった。

私は成績上位のクラスにいたから、たくさん宿題をしなければいけなかったの。3時間は宿題に費やしていたけど、たぶんそのうちの半分は体を掻いてたと思う。だから、宿題をするのに長い時間がかかったわ。

彼女はアトピー性皮膚炎のため体が痛く辛かった上に、それを両親が認めてくれない辛さも抱え込んでいた。

私の父と母は私が普通であるかのように私を扱っていた。両親にはいろいろ批判があるわ。10マイル（約16㎞）も離れた中学校に通わされただけでももうたくさんだった。彼らは私を普通の子のように扱っていたけど、私を病気の子として扱うべきだったと思う。もっといろいろ大目に見てくれてもよかったと思う。私には問題なんてないみたいに扱われていたから、全然手加減はしてもらえなかった。そうすると、自分でも自分に対して手加減することができなくなるの。ベッドから抜け出すだけでもすごく痛いのに、母は１マイル（約１・６㎞）離れた小学校まで私を歩かせた。足は痛いし固くなってたわ。母は私を学校まで送ってはくれなかった。中学校は家から10マイル（約16㎞）離れていた。バスに乗って、電車に乗って、さらに20分歩かなければいけなかった。すごく暑くて。１９７６年の夏、私は13歳だったんだけど、干からびそうだった。まるで拷問のようだった。

これだけ辛い状況でも、トレーシーは、休むことなく学校に通い続けた。しかし、14歳のときに、とうとう彼女は限界に達してしてしまった。もう学校に行けなくなり、１ヵ月間、祖母の住むダラムに身を寄せた。

私は母からも父からも離れたかった。母はすごく厳しかったから、私は祖母のところで自由になりたかった。祖母はすごくいい人だったわ。シーツが毎日血だらけになってしまうから、彼女は毎日私のシーツを替えてくれた。何よりダラムは涼しいところだったからたぶん良かったんだと思う。

ダラムにいる間に、トレーシーは母親に勧められてハーブ療法を試してみたことがある。1978年のことで、まだ誰も代替医療について知らないような時代だった。祖母がトレーシーをハーブ療法家のところへ連れて行き、そこで花の飲み薬を処方された。それを飲むと、手が岩のように固くなり、何も掴めない状態になった。彼女はこれを治り始める前兆だと思ったが、この様子を聞いた母親がすぐに治療を止めるよう指示し、結局そこで治療は終わってしまった。

高校を卒業すると、母親がトレーシーに秘書のカレッジに行くようにと言い、彼女は1年間そのコースを履修し、2年ほど秘書の仕事をした。大人に囲まれた仕事は彼女にとって居心地が良かったようである。この頃ホメオパシーも試したが、あまり効果は見られなかった。

秘書の仕事の後、トレーシーは証券取引所で働き始めた。ここは1500人の男性に対して女性は10人という職場だったので、「男性が女性に優しくていい環境だったわ」と彼女は笑って言った。ここでは19歳から25歳までの6年間働いた。その頃、症状は顔には出ておらず手だけだったので、何とかやっていくことができた。

1986年、彼女が23歳の時、イギリスで証券制度の自由化（ビッグバン）が施行された。あるTV局が証券取引所の社員にインタビューをしようとして彼女の勧める会社にやって来た。そこで、インタビューにはトレーシーが適任だということになり、彼女が呼ばれてインタビューが行われた。その時にトレーシーはリサーチャーに「あなたはTV向きですね。今までそう思ったことはありませんか?」と聞かれた。彼女は今までTVの仕事については考えていなかったが、そこからTVの仕事がしたいと思うようになった。ちょうどその時、彼女は会社を解雇されたところだったので、次の仕事をTV関係で探すことにした。

アトピー性皮膚炎患者のインタビューをする中で、人前に出るのをいとわないと言う人もいたが、多くの人は億劫だと言うのをしばしば聞いた。筆者は彼女に、TVで人前に出ることに抵抗はないのかと質問した。

ラジオ1に出ていたサイモン・ベイツっていうラジオDJが話していたんだけど、彼はいろんな理由があって学校でいじめられたんだって。だからこそ、自分が好かれているっていうことを感じたいから、注目の的になりたいって思うのよ。私にはそれがよく理解できた。たぶんそれって一番簡単な主張の仕方だと思う。私はただTVの仕事がしたいと思ってただけで、そういうことは意識していなかったけどね。私はケーブルチャンネルで映画のレビューをしたりする仕事をしたけど、私はそういうのがうまくできたの。昔フロアマネージングをやっていたから、どういう風にカメラに向かってしゃべればいいのかとか、どうレンズを見ればいいかとか、知っていたから。でも、私は自分のやりたいことでは成功しなかったけどね。

トレーシーはTVのプレゼンターのように、人前に出る仕事がやりたかったが、そういう仕事を見つけるのは難しかったようである。証券取引所の仕事を辞めて6ヵ月後に彼女はTV、映画関係のディレクターの仕事を見つける。はじめはサードアシスタントディレクター、次にセカンドアシスタントディレクターになり、フロアマネジメントとして、ＴＶのプレゼンターやカメラにキューを出すような役割になった。

トレーシーは25歳から34歳までの間、その職場で働いた。34歳のときに、長女を妊娠し、同じ会社で働いていた現在の夫となる男性と結婚し退社した。彼女の夫はアトピー性皮膚炎についてどう思っていたのか不思議に思い質問した。

彼は気にしてなかったわ。湿疹があると一番いいボーイフレンドが見つけられると思う。だって相手は私の体の至るところの酷い肌を通して私を見るわけだから。ボーイフレンドは、私が裸で体を掻いてるところをときどき見るわけでしょう。私は本当にいい人たちと出会えたと思う。私には付き合いの長いすごくきれいな友達がいるの。彼女はいつも見た目のいいボーイフレンドを連れているけど、私はいつも彼女と彼女のボーイフレンドは浅い付き合いだと感じていたわ。

彼女は、最初の子供を出産してから2年8ヵ月後に次女を出産した。次女は酷いアトピー性皮膚炎で、夜痒くて眠れず、トレーシーも睡眠不足で症状が悪化した。42歳のとき、症状に耐えかねて、彼女はシクロスポリンを処方してもらうようになった。それによって、喘息の症状が治まり、痒みもなくなったという。ただ、シクロスポリンは使い続けることはできず、期間を限定して使い、しばらく休薬しなければならない。休薬中はステロイド外用薬や内服のステロイドを使って、症状を抑える。

筆者はステロイド外用薬に対して怖いと思うかどうか質問した。

ええ。でもシクロスポリンとどちらがいいかと言われたらステロイドのほうがいいわ。ステロイドでも使っていれば肌がひび割れたりしないし。でも、（副作用の）骨粗鬆症は怖い。

また、シクロスポリンに対しては怖いと思うかと尋ねた。

怖くはない。お医者さんがモニターしてくれているから。6週間ごとに肝臓機能を検査するために血液検査をしているの。だから、シクロスポリンが効かなくなったらって考える方が怖い。

インタビューの最後に、「アトピー性皮膚炎になって何か学んだことはありましたか、それともただ悪い経験ばかりでしたか」と質問した。トレーシーは、「もしアトピー性皮膚炎とともにこの人生をもう一度送りたいかと聞かれたら、ノーと答えるわ。」と言い、インタビューは終了した。

トレーシーとのインタビューは、50分ほどで終了した。ライフヒストリーを聞くのにトレーシーも筆者もひどくエネルギーを使ったが、トレーシーは率直に質問に答えてくれた。何より彼女は頭が切れたし、ずいぶんアトピー性皮膚炎に関しては考えてきていたし、話をするのに長けてもいた。筆者の方もかなり踏み込んだ質問でもあえて聞いたが、それに対して怒ったり拒んだりすることなく答えてくれた。病気を抱え、人と違う経験をしてきたからこそ、自分を客観視することに慣れているのかもしれない。ただ、同時に彼女からは親や彼女の周りにいた数人の人に対する攻撃性のようなものも感じられた。また、最後の質問の答えにも見られるように、トレーシーはアトピー性皮膚炎に対しても、それを肯定的に解釈するということはせず、否定的な感情をそのまま出していた。彼女は、人生をずっとアトピー性皮膚炎と共に生きてきて、現在進行形で闘病している人である。そうした状況が攻撃的な態度や否定的な感情の源にあり続けるのではないかという印象を持った。

第7章　「患者の知」をめぐって

1　イギリスとの比較によって見えてくること

アーサー・クラインマンは、病いの語りは文化的表象、集合的経験、個人的経験の三角形の枠組みで分析することができると述べた。文化的表象の次元には、その時代その場所において、病いが人々の間でどんなイメージや意味を持つか、身体がどのように象徴化されるか、といった問題が含まれる。集合的経験とは、その社会で共有されている身体の構えや身振りの仕方、その社会で何が重要なのかがわかるといったことを指す。個人的経験は、言葉通り個々人の患者が病いを患う経験のことを指す。患うという経験は、この3点から推し量られる必要があるとクラインマンは述べる［クラインマン 1996: iv-v］。

イギリスと日本で比較をしてみると、患者の語りは個人的経験のレベルでは驚くほど似通っているが、文化的表象、集合的経験のレベルでは異なっていることが見えてくる。たとえば、インタビューのなかで、いじめ、親との葛藤、人に認めてもらいたいと考える心理、人とのコミュニケーションの問題など、日本でもイギリスでも多くの類似したエピソードが語られた。こうした個々人の経験からは、アトピー性皮膚炎を抱えるうえで抱く問題が文化を越えて共通しているという発見があった。さらに、当初の筆者の予想を裏切って、ステロイドに対する患者の反応も、日本、イギリスともに非常に似通っていた。日本では、イギリスよりもアトピー性皮膚炎やステロイドの問題がマスメディアに取り上げられていたため、ステロイドに対する拒否反応も日本の方が強いのではないかと想像していたが、日本人のうち約半数がステロイドに対して否定的な意見を持っていたのに対し、イギリスでも、インタビューを行った人の約半数がステロイドに対してやや否定的な意見を持っており、類似した傾向が見られた。こうしたデータからは、ステロイドに対する患者個々人の反応は、しばしば日本で言われるような「マスコミに煽られた」結果とは考えにくく、むしろ使用しているうちに形成される患者の共通見解なのではないかと考えられる。

しかし一方で、こうした個々人の共通性と裏腹に、文化的表象、集合的経験のレベルでは日本とイギリスで差が出た。まず、第1章で述べたように、日本におけるアトピー性皮膚炎とステロイドの注目の高さは、諸外国と比較してずいぶんと高い。それは、イギリスにおいてはMMR論争やRSIが話題になったのに、日本ではほとんど注目されていないことと同様、文化的布置の違いから生じる差だと考えられる。日本の場合は、マスコミと民間医療がステロイドの副作用を大きく取り上げたことがその直接的な原因ではないかと推測される。そして、その影響で日本では、脱ステロイドという考え方が広まり、それを支持する形の患者の知が形成された。一方、イギリスでは、ステロイドを嫌がる患者は数多く存在していても、脱ステロイドという考え方は存在しない。ここからは、患者がステロイドを嫌がるということと、脱ステロイドという治療の仕方が必ずしもすぐに繋がらないということが改めて認識される。なぜ、日本では脱ステロイドという方向で患者のうねりが出来上がり、イギリスではまったくなかったのか。

第一に、第4章で述べたように民間医療の規制の仕方が違うという点が考えられる。日本の民間医療は、辻内琢也が「百花繚乱」「リゾーム的」と表現したように、ほとんど規制されないまま多様なものが玉石混淆状態で混在している［辻内 2004: 212］。さらに、広告の規制も緩く、「アトピー性皮膚炎はこれで治る」といった類いの広告を民間医療が打つこともある程度まで可能な状態となっている。こうした土壌のなかでは、脱ステロイドのような新規の療法が広がるのも簡単だったと推測される。一方、イギリスでは日本ほど目新しい民間医療はなく、ホメオパシー、鍼、ヨガなど、ある程度確立された民間医療しか目につかない状態となっている。広告規制も非常に厳しく、誇大広告や虚偽広告を打つ余地もほとんどないことから、ある程度歴史があり信頼性を勝ち得た医療でなければ、広まるのが難しいと予測される。

第二に、日本とイギリスでは医療の体制が異なることも大きく影響していると考えられる。イギリスの場合、ＮＨＳの医師がガイドラインと異なる治療を行う場合はなぜそれを行うのかといった説明義務が医師に課されているなど、近代医療が提供する治療内容は統制されており、医師の判断で独自に脱ステロイド治療を提供するということは難しい状況がある。日本の場合は、ある程度医師の裁量で治療を行うことができる環境があり、医師がガイドラインを無視して脱ステロイド治療を行うことができたという点が大きな違いとしてある。

また、イギリスの場合、病気になったらまず自分の地域のかかりつけ医の診察を受けなければならず、より専門的な皮膚科医にかかるためにはかかりつけ医の紹介が必要となる。仮にイギリスに脱ステロイド医のような存在がいたとしても、このかかりつけ医からの紹介がなければ患者はそうした医師にたどり着くことはできず、患者が直接医師を選ぶという状況は限られる。日本の場合は、一部の医療機関でしかこうした紹介制が取られていないため、多くの場合患者は自分が受けたい治療を行っている病院を自分で探し出し、直接そこに行くということができる。日本はこうした制度だったからこそ、脱ステロイド医に患者が集まりやすく、そうした治療の評判がネットなどを通して口コミで広がっていき、脱ステロイドという考え方が広まっていったと考えられる。

このように、イギリスとの比較によって、日本の状況が必ずしも唯一のあり方ではないということ、標準治療に対抗するような患者の知のあり方が、日本の土壌であったからこそ芽生えたものだったことが示唆される。次に、日本の患者の知のあり方について考察をまとめたい。

2　科学的エビデンスと患者の知

2-1　1990年代の患者団体の活動

日本においては、1990年代初頭をピークに、ステロイドの是非を巡って、標準治療を勧める医師、脱ステロイド医、民間医療、患者団体、マスコミの間で論争が起きていた。この論争は、「ステロイドは安全か否か」という点で、それぞれのセクターによりはっきりと意見が分かれたが、この頃、世論は「ステロイドは危険だ」という方向に大きく傾いていた。この頃、「奇妙な出来事アトピー」（1991年）というドキュメンタリーフィルム、第1章で述べたニュースステーションのステロイド特集（1992年）、日本テレビによるNNNドキュメント「しのびよる薬害!? ―― 急増するアトピー重症患者」（1997年）など、アトピー性皮膚炎やステロイドに関する特集、フィルムなどが作成されていた。そうした一連の流れは、全体的に、ステロイドの副作用に苦しむ患者を被害者として捉える点で共通していた。この機運に乗じ、民間医療は通常の病院で行われてきたステロイド治療を批判することで自分たちの治療を売り込み、「アトピービジネス」と揶揄されるほど勢いを伸ばした。また、この頃、患者たちがステロイドを使いたくないと医師に訴え始め、それに共感した皮膚科医がステロイドを使わない治療を模索し始め、脱ステロイド医が出現した。

こうした背景に支えられ、1990年代には、いくつかの患者団体がきわめて政治的な活動を行っていた。たとえば、「アトピー・ステロイド情報センター」は、大阪を拠点に活動していた患者団体だが、その活動は、現在の医療のあり方を変革しようという方向性を持っていた。同団体の性格を紹介するために、この団体の活動目的を抜粋したい。

> アトピー性皮膚炎で長期にステロイド剤を塗り続け、結局、ステロイド剤でアトピーを治療できなかった人たち、そればかりかアトピー以上の苦痛をあえて受けなければならなかった人たちが「アトピーにステロイドは要らない」と声をあげ始めました。長い間、アトピーと闘い、ステロイド解脱で苦しんだ人たちの「もう自分達のような思いを誰にもさせたくない」という声を、広く社会に届けるための活動も情報センター

の大きな目的の一つです。［アトピー・ステロイド情報センター 1999］

活動目的からも推察できるように、同団体はステロイドによる被害を社会に訴え、医療のあり方を変えていこうと活動を続けていた。その活動内容は多岐にわたる。同団体の代表者である住吉純子は、1996年に『ステロイドを止めた理由 ―― 離脱体験者35人による証言』を出版し、ステロイドの中止とそれに伴うリバウンドを経験した35人の患者の話をまとめた書籍を出版している。また、同団体は、1999年にアトピー性皮膚炎患者1558人を対象に、アトピー性皮膚炎、ステロイド治療、医師とのインフォームドコンセント、引きこもりなどの状況を把握するため詳細なアンケート調査を実施した。その結果からは、患者の半数が5年以上にわたってステロイド外用薬を使用し続けていること、副作用を感じている患者は76％いること、ステロイドに対して抵抗感を持っている患者が95％いることなどが明らかにされている［アトピー・ステロイド情報センター 1999］。こうした調査結果をもとに、同団体は、「ステロイドを5年から10年以上も使っている患者が多い実態なので、副作用の出ない長期使用の目安、副作用の治療法、ステロイド外用剤の長期使用に伴うコントロールの症例などを示してほしい」［毎日新聞 1998.6.28］と、厚生省に要望書を提出した。こうした活動は新聞にも取り上げられ、ある程度の注目を集めていたといえる。

この時期、この団体以外にも似たような政治的活動を行っていた団体が存在する。たとえば、筆者がインタビューを行った淳也さんは、「ステロイド皮膚症を考える会」のメンバーとして活動を行っていた。同団体は、政治家にコンタクトを取りステロイドの被害について理解を求める、医薬品医療機器総合機構に対しステロイドの副作用であるリバウンドが起こったとして医療費・医療手当や障害年金の支給を求める、といった活動を行っていた。こうした活動は残念ながら目に見えた成果を上げてはいなかったが、少なくとも１９９０年当時のいくつかの患者団体が、医療の現状を変革しようという志を持っていたということは重要である。

第1章で、ヒラリー・アレクセイ、スティーブン・エプスティン、松繁卓哉の研究を引きながら、患者の知が医療的知の形成に影響を及ぼすには、患者が専門家と手を組む、もしくは専門的な知識を身につけるなどして「科学的」なレベルで議論を行う必要があると述べた。さらに、松繁の紹介したＭＭＲ論争の例から、素人の意見は「非科学的」だとして専門家に退けられてしまう場合があることを確認した。

実際のところ、１９９０年代における一連のアトピー性皮膚炎患者団体の活動は、イギリスのＭＭＲ論争の事例と非常に似た結末を辿った。筆者の見解ではＭＭＲ論争の特徴として以下の2点が挙げられるが、それはアトピー性皮膚炎の事例の場合にも当てはまる。ＭＭＲ論争の第1の特徴は、論争に関わったすべての人々が「不確実性」の中にあったことにある［松繁 2010:11］。つまり、ＭＭＲと自閉症との因果関係を示すエビデンスがないだけでなく、ＭＭＲによって自閉症が起こりうるとした学説を完全に棄却しうるようなエビデンスも明示されなかったため、どちらの陣営もエビデンスを切り札に議論をすることはできなかった。これは、アトピー性皮膚炎の場合も同様で、ステロイド外用薬が長期的に使用して安心だという確固たるエビデンスもなければ、ステロイド外用薬を長期的に使用すべきではないというエビデンスもなかった。

また、ＭＭＲ論争の第二の特徴は、エビデンスがないにもかかわらず、素人の側の主張は「非科学的」

だとして退けられ、専門家の意見が勝ったということである。保健関係者・医師の認識には「素人判断＝危険」という図式があり、「デマを排除する」というスタンスで事態の収拾がなされた［松繁 2010:9］。

アトピー性皮膚炎の場合もこれは同様で、患者の意見は非科学的なものだという認識が前提にあった。そして、患者の「ステロイドは怖い」という意見を聴きとり、その裏を取るという作業はなされずに、デマを一掃して「正しい」知識を普及させるという方向が目指され、標準治療のガイドラインが作成されたのである。１９９０年代から２０００年代にかけて数種類のガイドラインが作成され、そのすべてにおいて、ステロイド外用薬は適切に使用すれば安全であり、治療の柱として使うべきだと明記されていた。１９９０年代以降、日本皮膚科学会が中心となり、ガイドラインが制定されることで、ステロイド外用薬の正統性が主張され、世論もそちらの方向に傾いていった。この際の事態の収拾は、科学的にステロイド外用薬の是非を問うという方向性ではなく、「標準治療」というネーミングや「ガイドライン」の制定、朝日新聞や読売新聞、ＮＨＫといった大手のマスメディアを巻き込むことにより、正統性のモードを身にまとうことで成し遂げられたといえる。

実際のところ、一般の人々が正統性や妥当性を判断する際に、科学的エビデンスや科学的データに遡って検討するということはあまりない。人々の判断には、「医者の言うことなら確かだろう」「みんなやっているから大丈夫だろう」「日本皮膚科学会の言うことなら正しいに違いない」といった、正統性のモードが大きく影響を及ぼしている。インタビューのなかでも、そうした人たちの考え方に対する意見がしばしば聞かれた。

やっぱ病院を頼るっていう考えの人もいるもん。すごい脱ステしてても、付き合ってる人に理解させるのはすごい難しくて。受け止めてはくれるけど、病院に行こうとかいう考えは持ってるんだと思うよね。いろいろシンポジウムで、新薬が発表されるから一緒に聞きに行こうよとか考えてはくれてんだけど、やっぱり薬とか病院とか大学病院、そういうのから離れられないみたいな人は。・・・そんなにも苦しんでまで脱ステするより、塗った方が治るんじゃないかって。そんな悪いものをお医者が出すわけはないっていう感じ、そういう頑固な考えの人もすごい多い。人によっては、もう私がとり憑かれたみたいな、宗教にでも洗脳されて止めてるような感じに取られることもあって。（麻美　28歳女性）

麻美さんが付き合っていた相手は、病院や医者に対する信頼が強く、そこで処方されるステロイドが悪いものであるわけがないという考え方に立っていた。

父親とかにその当時は理解させるのが大変でしたね。父親なんかからしたら、日本皮膚科学会が言ってることじゃないかと。ステロイドっていうのは、歴史もあるし、決して悪い薬、毒じゃないんで、だから、そっちの主流派の意見に従えよって、それでまた当時衝突したんですけども。（章夫　31歳男性）

章夫さんの父親も、ステロイドは安全だとする日本皮膚科学会や主流派の意見を信頼していた様子である。このように、ガイドラインの制定による正統性の主張は、大きな影響力を持って人々の間に浸透していった。その結果、２００５年には、「ガイドラインの確立により、治療現場での混乱は終息しつつあると思われる」[中川 2005:1] との記述が見られるように、標準治療が正統性を獲得していったと考えられる。筆者の調査のなかにも、1980〜90年代に脱ステロイドを行い、2000年代にステロイド治療を再開した日本人患者は30人中7人いたが、そうした患者たちのステロイドの使用を再開した判断にも、標準治療が正統性を獲得していき、ステロイドは安全だとする世論が浸透していった事実が影響を及ぼしていると考えられる。

このように、標準治療サイドのガイドライン制定などのキャンペーンによって、1990年代に活動していた「アトピー・ステロイド情報センター」、「ステロイド皮膚症を考える会」などの患者団体は活動を休止していく。後者で活動をしていた淳也さんは、2009年に行ったインタビューで活動のモチベーションが下がっていった心境を語っていた。

前は、これは薬害だって訴え出たかったんだけど、世の中でか過ぎて、無理だっていうのがだんだんわかってきて、そういう気合みたいなものもね、やっぱり下がってくるし、モチベーションも下がってきて、そんなにそれを求めなくなってからは、そんなに不満はないかな。でも、やっぱり、こういう状況になったのは、そのステロイドのせいっていうのを認めてもらうことと、医療にね、あと、そういうことで働けなくなっているんだよっていうのを知ってほしいよね。(淳也　39歳男性)

このように、1990年代の医療を変革しようとした患者たちの試みはいったん封じ込まれる形となったが、それでもアトピー性皮膚炎患者の活動は完全に終息したわけではなかった。本書では、患者団体

「アトピーフリーコム」と認定NPO法人「アトピッ子地球の子ネットワーク」について取り上げたが、いったん封じ込まれた後に患者の活動がどのような方向性に向かっているかを考察する必要があるだろう。この2つの団体は、まったく異なる方向でそれぞれ患者の知のあり方を追求しており、患者の知の行方を考察するうえで興味深い事例だと考えられる。

2-2 患者団体「アトピーフリーコム」

患者団体「アトピーフリーコム」は、実際に医療のあり方を変革しようとした「アトピー・ステロイド情報センター」の方向性を引き継いだ団体と位置づけられる。実際、「アトピーフリーコム」は、「アトピー・ステロイド情報センター」の代表だった住吉純子が発行していたアトピー通信『ゆうねっと』の読者を統合する形で誕生しており、住吉はスタッフに名を連ねている。

また、2005年の団体立ち上げ時に代表を務めていた安藤直子の活動も「アトピー・ステロイド情報センター」が行ってきた活動の方向性と類似している。安藤は、脱ステロイドを経て症状が軽快した経験を持つアトピー性皮膚炎患者であるとともに、食品毒性学を専門とする科学者であり、東洋大学工学部応用化学科で准教授を務めている。こうした背景から推察できるように、安藤の活動は科学者の視点に立ったもので、「科学的」レベルで議論を進め、医療の正統性を勝ち得ていこうとするものである。彼女は、2006年に「高木仁三郎市民科学基金」の研究助成を得て、標準治療の場から外れた成人アトピー性皮膚炎患者1000人の実態調査を行い、その結果を2008年に『アトピー性皮膚炎　患者1000人の証言』として出版している。ここでは、ステロイド外用薬の長期使用の安全性を示すエビデンスがないこと、まだ副作用が解明されていないことなどが指摘されるとともに、リバウンドの実態、患者が医療現場で辛く思っていることや社会生活・家庭生活での苦労などが具体的な数字とともに示されている。こうした方向性は、「アトピー・ステロイド情報センター」が１９９９年に行った調査とも類似しており、いずれも、量的調査により数字を出すことで、科学的なレベルで議論を行い、医療的な正統性を獲得しようとする狙いがあった。

なお、こうした医学的正統性を目指す方向性は、やはり「アトピーフリーコム」に深く関わっている脱ステロイド医にも共通している。「アトピーフリーコム」とも関わっている脱ステロイド医の藤澤重樹は、脱ステロイド治療のほうがステロイド治療よりも治療結果が良いというデータを発表し、脱ステロイド療法の効果を認めさせようとする活動を行っている［藤澤 2012］。藤澤は自身の開業している藤澤皮膚科で診療した0歳から17歳までの患者を対象に治療成績のデータを公表した。対象となったのは、ステロイド外用薬を使用したことのない患者４３４例と、ステロイド外用薬を使用した経験のある患者２９０例で、両者に脱ステロイド治療を施し、どちらの方が治療成績が良かったかを比較した。その結果、今までステロイド外用薬を使用したことのない患者の方が、使用経験のある患者よりも早く軽快するという結果が出た［藤澤 2012］。この結果から、藤澤は「「ＣＳ（筆者注：コルチコステロイド、つまりステロイド外用薬のこと）を上手に使っていれば副作用はない」は矛盾することになり、ＣＳ治療はＡＤ（筆者注：アトピー性皮膚炎）の重症化や遷延化に関与していることが示された。症例対象研究調査の結果ではあるが、ＣＳを使用しない治療を行ったほうが、アトピーが治りやすいという考え方が支持された」［藤澤 2012: 160］と述べる。

安藤も藤澤も、目指す方向性は、「正統」とされるステロイド治療に問題があることを指摘し、脱ステロイド治療をある種の「正統な」治療として認めさせる点にある。そして、そのためには脱ステロイドのほうが治療成績が良い、というデータを用意して科学的妥当性の領域で勝負をしようとする方向性が見出せる。

第1章で、患者が医学的知の形成に関わるためには、専門家と手を組むか、素人が専門的なレベルで議論をできるほどになる必要があると述べたが、安藤や藤澤といった科学、医学の専門家が目指そうとしているゴールは、まさにこの方向性で進められているといえる。こうした、科学的なレベルで医学的正統性を勝ち得ようとする動きは、「専門知の領域に進出しようとする患者の知」と捉えることができる。[13]

しかし、看過してはならないのは、患者の知には、科学的な側面とは異なる部分も含まれているという点である。第6章で述べたように、患者団体「アトピーフリーコム」の内部では、安藤や藤澤のような、専門家の目指す方向性と、素人である患者の関心との間にギャップが見出せた。これが何を意味しているかというと、医学的正統性を勝ち得ようとする専門家志向の活動の方向性だけでなく、もっと食や仕事や仲間との語らいといったものを重視する方向に、患者の関心が移ってきているということである。後者の関心の持ち方は、科学的、医学的な議論とは一切関係のないものであり、生活知やローカル知として捉えることができる。こうした知のあり方においては、医療のあり方を変革しようだとか、ステロイドの被害を社会に訴えようという方向性は影を潜め、自分たちの生活をいかに豊かなものにしていけるか、どのように仕事を続けていけるか、といった身近な問題に焦点が当てられる。このように、「アトピーフリーコム」は、医学的正統性を追求する専門家的な視点と、より身近な関心からなる患者の視点とが混じり合った状態となっている。

2―3　認定NPO法人「アトピッ子地球の子ネットワーク」

一方、「アトピッ子地球の子ネットワーク」で目指されている方向性は、どちらかと言えば、「アトピーフリーコム」の患者たちが目指していた、生活知やローカル知に近いものであるといえる。少なくとも、同団体における活動は、「ステロイドの被害を社会に訴える」だとか「脱ステロイド治療を広める」といった、医学の専門知に関わる方向性には向かっていない。たとえば、同団体では、毎年夏にアレルギー・アトピー性皮膚炎の子供向けの夏休み環境教育キャンプを開催している。これは、神奈川県相模原市で行われており、自然のなかで2泊3日、親子でキャンプに参加するプログラムである。その2012年度の案内には、次のような言葉が載せられている。

> おいしいご飯を食べ、遊び、自然環境にふれるここちよさを体験し、いつもの暮らし方や親子の関わりを振り返る時間をつくり、人と同じであっても違っていても、そのどちらであっても互いに認めあえる関係を味わってみませんか。(http://www.atopicco.org/ より引用)

この言葉からは、キャンプの目的に、食、遊び、自然、さらに、親子関係の見直しや他人と違うことに対する認め合いといった、さまざまな生活に密着したテーマが盛り込まれていることがわかる。そして、こうした多様なテーマはキャンプのなかでそれとなくプログラムに組み込まれて実行される。たとえば、食と人との関係といったテーマに関した試みを挙げれば、同団体では、毎年、参加者ひとりひとりの子供がどんな食物アレルギーを持っているかを事前に聞きとり、その上で全員が同じものを食べられるように配慮した食事が提供される。たとえば、筆者も参加した2006年度のキャンプの夕食では、大豆や小麦、卵といった食材が使われない食事が作られていた。味噌汁は普通のみその代わりに粟みそと米じょうゆで味付けがされ、肉じゃがには、タピオカで作った乾麺やしそ油が使われるといった具合に、アレルゲンとなるものは徹底的に除かれていた。

アレルゲンを持っている子が各自弁当を持参すれば、こうした面倒な手間をかけて食事を作る必要はなくなるが、なぜ、あえて「みんなが同じものを食べる」ということにこだわっているのか。そこには、普段、食物アレルギーのために他の人達と同じものを食べることができず、自分だけ弁当を持参したり、おやつを食べられずにポツンと疎外されたりしている子供たちに、みんなと同じものを食べることができる、という経験をしてほしいという思いがある。実際のところ、アーサー・クラインマンも述べるように、患うという経験は、単に「疾患」の問題ではなく、社会や文化や他者との関係も含みこんだ「病い」の問題として捉えられるべきである。アレルギーやアトピー性皮膚炎という病いは、単に症状が出ることだけが問題なのではなく、他の子供たちと一緒にご飯が食べられないために疎外されてしまう、といった人間関係まで含みこむ問題である。同団体が目指しているのは、食や環境、人間関係といった病いを取り巻くさまざまな要素を見直しながら、病いと共生していく方法を身につけるといったものであり、生活知やローカル知に近いものが目指されていると理解できる。

こうした同団体の方向性は、医学的正統性を勝ち得るというタイプの患者の知のあり方とは大きく異なる。そうした考え方のもとでは、「正しい知」というものがあり、その座を巡って専門家や患者が争いを繰り広げるというイメージが展開されるが、同団体では、正統性の争いではなく、価値観の多様化を目指すという方向が見出される。そこでは、医学的知の正統性に関しても、「ステロイド外用薬を使いたければ使っても良いし、使いたくなければ使わなくても良い」といった多様な価値観が尊重される。こうした態度は一見、現状変革をまったく志していないようにも見える。しかし、同団体の活動を見ていると、彼／彼女らは決して現状変革を放棄しているわけではなく、食物アレルギー表示に関する調査や喘息のガイドライン策定の協力、環境汚染と喘息の関連性に関する調査など、比較的大きな枠組みで問題に取り組む活動を行っており、医学的知の形成という限定された分野での正統性の獲得にはあまり関心を向けていないだけであるように窺える。また、同団体では、電話相談を行っており、そこで聞かれるアドバイスからは、人間関係の築き方、医師との接し方、交渉の仕方、理解を求めるやり方といった個人的な文脈の中から、ささやかな変化をもたらすことを期待している様子も窺える。

ここで見られる知のあり方は、アレクセイやエプステインが追究してきた患者の知のあり方とは異なり、医学知や専門知と直接的にぶつかり合うものではない。そのため、おそらく医学の正統性に関する議論を行うなかでは、このような知は無視され議論の俎上には乗らないと考えられる。ただし、専門家の追究しようとする知と、患者の求める知には差がある。いくら、医学的正統性の議論が、専門家の知によって決定されてしまうとはいえ、患者の視点から生活世界を眺めたときに、専門家の知がどれほど役に立つかは心もとない。次に、患者の視点から見た知についてまとめたい。

3　科学的エビデンスと個別の文脈

現在、医学的知の正統性を獲得するためには、科学的エビデンスがあるかどうかが一番の判断基準となる。しかし、実際のところ、個々人の患者にとって科学的エビデンスは必ずしも唯一の判断基準とはならない。筆者のインタビューした患者が「ステロイドを止めたきっかけ」を見てみると、ステロイドを止めようと思った判断には自分の体感が大きく関わっているケースが散見される。

体が辛かったっていうのがあって、塗るのと塗らないのとどっちが楽かなっていうのが、段々わかんなくなってきちゃったんだね。で、試しにちょっと止めてみたら、確かに皮膚はガサガサになるんだけど、体は楽だったの。体の芯から疲れている感じっていうのが、塗ってる時代は結構あったような気がしていて、そういうのは比べてみた場合にやっぱり「塗らないほうが楽かな」っていうふうに思い始めてて。（良平　34歳男性）

私中2のときに止めたのは、なんか効きづらいなと、効かなくなってきた気がするから。（雪絵　39歳女性）

塗ってると化膿してきちゃうんですよね。ステロイドで免疫が抑えられたところが化膿してきちゃって、で、抗生物質塗ってたの。ステロイド塗って抗生物質塗って。その先生のところだとそれを続けてくださいって感じだったんだけど、2年経っても3年経っても変わらないんですよね。ステロイド塗ってるから免疫が抑えられて化膿しちゃうんだって。その悪循環を断ち切りたくて、病院を変えて。モクタールに切り替えてステロイドをやめられたんです。(さき　46歳女性)

ステロイドを使っていると「体が辛かった」「効かなくなってきた」「化膿してきちゃう」といった体験は、たとえ、ステロイドはいくら長期的に使用しても安全だという科学的エビデンスが出てきたとしても、それとは関係なくマイナス要因として認識される。患者の判断基準の根底には、とにかく自分の場合はどうなるかという個別的な関心が潜んでいる。全体的な割合からすれば、ステロイドを使用していることで皮膚が化膿してきてしまう患者の割合は低いと考えられるが、さきさんにとっては、自分の皮膚が化膿する限り、ステロイドの使用は避けたいものと映るだろう。

科学的エビデンスは、ある程度の数のサンプルから導き出された集合的な全体像を提示する。それは、専門家にとっては有用なデータだが、個々の患者は、自分の場合はどうなのかという点にしか興味はない。松繁は、こうしたエビデンス重視の医学の姿勢が、病気のあり方を一面的に規定してしまっている点に警鐘を鳴らす。

統計的に「有意」として導き出される「エビデンス」は、平均的なサンプルを想定した世界の中での産物に他ならない。現実の患者は、きわめて多種多様な生活世界の住人であり、偏差の世界に生きている。「医学を基盤とした統計的手法」という現実把握のためのごく一面的なアプローチが、ひとたび「エビデンス」として強大な威力を付与されるがために、医学のみならず社会・文化・心理等の総体として現れるはずの病気を一手に引き受けており、結果として、一般化された「知」が文脈へと還元される道筋は「遮断」される［松繁 2010: 141］。

ここで問題とされているのは、エビデンスとして一般化された「知」が、患者個々人の文脈に当てはめられて、有効に利用される道筋がないということである。この点は、松繁だけでなく、エビデンス・ベイスト・メディスンやナラティブ・ベイスト・メディスンといった概念が問題としてきた点でもある。エビデンス・ベイスト・メディスンという概念は、ランダム化試験のような科学的根拠ばかりを追い求めてしまう考え方である、というイメージで広まった節があるが、本来は、患者個々人の状況や価値観なども考慮した上で、その患者に最も適した治療を選ぶものだと定義される。ただし、その患者個々人にとってもっとも適した部分を選ぶ、つまり患者の個別性を前に治療を選ぶという点が、現実には難しい課題として立ちはだかっている。ナラティブ・ベイスト・メディスンの提唱者のグリーンハルは、もともとはエビデンス・ベイスト・メディスンの先駆者であったが、これが、科学的根拠の追究の方向にばかり向かってしまい、患者個々人を見るという視点が欠落してしまうことに危機感を覚え、ナラティブ・ベイスト・メディスンを提唱したという［辻内ほか 2009: 922］。ナラティブ・ベイスト・メディスンは、患者の語りを聴くことに注意を呼び掛けた概念であり、患者の個別性を見るための方法だと捉える事ができる。しかし、いずれにせよ、わざわざナラティブ・ベイスト・メディスンという概念を作らなければならなかったほど、一般化された「知」としてのエビデンスと、個別性の象徴であるナラティブを結びつける試みは難しいということだろう。結局、医学的な知の形成においては、一般化された知である科学的エビデンスが重視されるが、個々の患者にとっては、それよりも自分にとってその治療はどうなのか、という個別性が重視され、医療者側がそうした個別性にどこまで対処していけるか、という点が大きな課題として残る。

さらに、そうした個別性を問題とするときに、医療者が患者の個別性をどの範囲まで考慮に入れるか、という問題も残っている。松繁は、「患者中心の医療」についての研究を行う中で、患者中心の医療には2つの流れがあると指摘する。第一は、エビデンス・ベイスト・メディスンの流れを汲み、それを患者中心の医療へ結び付けるエビデンス・ベイスト・ペイシェント・チョイス（患者がエビデンスを理解したうえでの選択）である。エビデンス・ベイスト・メディスンの考え方を受けて、エビデンス・ベイスト・ペイシェント・チョイスでは、患者に対して医学情報の提供を行い、同時に、それらの情報がエビデンスとしてどの程度の信頼性をもつものかという点についても伝える。そのエビデンスに立脚したうえで、患者が治療を選択するのが、エビデンス・ベイスト・ペイシェント・チョイスの考え方である［松繁 2010: 6］。

第二が、ペイシェント・パートナーシップ（患者とのパートナーシップ構築）である。このアプローチの特徴は、診療の場における患者と医師を対等な存在として位置づけている点である。そのため、治療をめぐる意思決定は、医師と患者両方の意見交換により成立する［松繁 2010: 6］。

松繁は、この2つのアプローチは患者中心の医療を目指している点では共通しているが、それぞれの目指す内容は異なっていると指摘する。エビデンス・ベイスト・ペイシェント・チョイスの場合は、科学的エビデンスを医師と患者の両方が共有することが治療を選択する際の主眼点となっているが、ペイシェント・パートナーシップの場合は、患者、医師の両方がそれぞれ異なる判断基準を持ち寄ることが想定されている。ここでは、患者にとっての好みや文化や信仰といった医療の範疇からははみ出るような要素までが話し合われることになる。

「患者中心の医療」といっても、患者の選択の範囲を、科学的エビデンスに関するレベルにとどめるのか、それとも生活スタイル、好み、信条、経済状況といった一見医学とは無縁の生活知やローカル知に関わる要素まで含みこむのかによって、治療の決定の仕方も変わってくると考えられる。一般化された知としてのエビデンスを、個別の患者に適用する際のジレンマは、どこまで深く患者の個別性を見ることができるのかという、その範囲の程度とも深く関わってくるということである。

4　アトピー性皮膚炎から見えてくる課題

本書の「はじめに」で、麻美さんの事例を引きながら、彼女のリバウンドに苦しむ態度は、「非科学的行動」なのか、「尊重すべき患者の選択」と捉えられるのか、という問いを投げかけた。あくまで医師のもつ専門的な知やガイドラインや統計から得られた科学的エビデンスの範囲のなかで考えるのであれば、麻美さんの行動は、「非科学的行動」と捉えられるだろう。それは、医師の共有する知識のなかでは、患者の懸念するステロイドの長期的なリスク（10年後にはステロイド外用薬が効かなくなるかもしれないとか、リバウンドが起こってしまうとかいった体験）は盛り込まれておらず、そうした情報は非科学的な盲信として見過ごされてしまうからである。一方、ステロイドを使いたくないという患者の意見が本当に尊重されるのであれば、麻美さんの状態も「尊重すべき患者の選択」として捉えられ、それなりのサポートが期待できるはずである。

日本の現状では、麻美さんの状態は「非科学的行動」と「尊重すべき患者の選択」の間のどのあたりに位置づけられるだろうか。つまり、日本の医療はどこまで真剣に患者の意見を尊重する態度を見せているだろうか。

実際のところ、日本でもイギリスでも、メインストリームの標準治療・近代医療の現場では、麻美さんのような患者の行動を「非科学的行動」として捉え、あくまでガイドラインや医学の教科書に基づいたステロイド治療に戻ってくるよう説得するという態度が一貫して取られてきている。そして日本の場合は、こうした治療に納得できない患者の受け皿として、脱ステロイド医や民間医療の現場が患者の意見を尊重した治療を提供している。つまり、メインストリームの治療は一貫して変化しない代わりに、脱ステロイド医や民間医療といった領域が、患者のニーズを汲み取るという形で問題が対処されてきており、メインストリームの医療が患者の意見を尊重する方向に変化してきているという兆しは今のところ見られない。ただし少なくとも日本では、メインストリームを変化させようとする脱ステロイド医や患者団体の活動が存在しており、その点はイギリスとの大きな違いである。

では、もしもアトピー性皮膚炎治療の現場において、メインストリームの標準治療が、ステロイドは使いたくないという患者を説得して使わせる代わりに、患者の意見に合わせた治療を行うとしたらどうなるだろうか。ここで見えてくる課題は、2点ある。

1点目の問題は、現状では「患者がステロイドは使いたくない」と主張しても、それを実現できるオルタナティヴな治療法が、標準治療の側に選択肢として存在していないということである。そもそも、エビデンス・ベイスト・メディスンやナラティブ・ベイスト・メディスン、患者中心の医療というコンセプトは、患者が求める治療が、医師に提供できる選択肢の中にあると想定して作られており、患者の求めるものを医師の側が提供できない状態については考えられていない。アトピー性皮膚炎の事例から見えてくるのは、患者の意見を尊重するためには、医師の側が今までと異なる治療を提供しなければならないということである。

2点目の課題は、患者の知が、医療者に意味のある情報として汲み取られる可能性があるかという点である。第2章で、ステロイドのリスクをめぐって医師と患者の間にギャップがあると述べたが、その理由として、ステロイドの長期的なリスクがまだ完全に解明されていないという点が挙げられる。ステロイド外用薬の場合は、認可がなされてから現在まで約60年しか経過しておらず、これを一生使い続けた場合にどうなるのかは、現在生きている患者の状態を見て判断していくしかない。この意味で、長期的な副作用の情報を握っているのは、医師の側ではなく患者の側である。現在の大きな問題は、長期的な副作用のリスクに気がつくには患者の体験が非常に重要であるにもかかわらず、医学的な知を作る医師たちがそれを「勘違い」や「非科学的」な考えとして退けてしまっている点にある。難しい点は、「ステロイドが効かなくなってきた」というような患者の生の体験は、そのままでは専門家の知のあり方を変えたり揺るがしたりするような力になりにくいということである。ＭＭＲ論争やＲＳＩ、エイズアクティビストの活動からもわかるように、専門家の知、医学的知のあり方を変えていけるのは、科学的に武装した知である可能性が高い。そのためには、まず、患者の生の体験を科学的に武装したデータに飛躍させるというルートを作る必要がある。これは、たとえば、患者であり科学者でもある安藤直子が患者にアンケートを取り、患者の体験を数値化することで試みようとしていることと重なる。さらに、医療者が患者の生の体験を真摯に受け取る姿勢を作るということも重要である。きちんと数値として示された科学的エビデンスは、医療者の間で真剣に受け取られるが、数値化されない患者の語りや経験は医療者にとってどう受け取ってよいのか、判断が難しいものだと推測される。たとえば、脱ステロイド医の藤澤重樹や深谷元嗣、アメリカの皮膚科医、マーヴィン・ラパポートらは、自分の見てきた患者の治療経過を数値化し、論文や書籍を書くことで医学的な議論の俎上に載せようとしている。これは、患者の経験を科学的な知に転換しようとする試みといえるが、こうした試みが今後どのように医療に影響を与えていけるかは、これからの状況を見ていくしかない。

あとがき

本書は、早稲田大学大学院文学研究科に２０１３年に受理された博士論文『アトピー性皮膚炎のエスノグラフィー――日本とイギリスにおける患者の知をめぐって』に加筆修正を加えたものである。２００５年にアトピー性皮膚炎の調査を開始したきっかけは、自分もアトピー性皮膚炎患者だからという素朴な理由だったが、調査を進めるうちに、治療をめぐる医師と患者の対立や、医療の正統性の問題、さらに、イギリスと日本を比較することによって見えてくる日本の問題など、より広く深く問題を考えることとなった。調査をすればするほど視野が広がっていく感覚は、研究のひとつの醍醐味なのかもしれない。

なお、本書はステロイド外用薬の副作用の問題を、特に重症のアトピー性皮膚炎患者の視点から捉えるというものになっている。多くのアトピー性皮膚炎患者は軽症であるため、この本の問題点の切り取り方には偏りがあると感じる人もいるかもしれない。しかし、多くの研究はどんなに消そうとしても書いた人の主観が入る。本書も、著者自身がステロイドの使用を中止し、ある程度酷いリバウンドを経験し、その後、症状が軽快したという個人的な体験が反映されている。もしもステロイドを使うのを止めた後、症状がずっと安定しなかったり、またはずっとステロイドを使いながら症状を抑えたりしていれば、本書の書き方もずいぶん違ったものになっていただろう。

本書の調査の過程では、早稲田大学、ユニバーシティ・カレッジ・ロンドン、公益財団法人倶進会、公益財団法人トヨタ財団、公益信託澁澤民族学振興基金、文部科学省科学研究費(挑戦的萌芽研究)の助成を受けた。この場を借りてお礼を申し上げたい。

博士論文の執筆に際しては、主査の西村正雄先生、副査の小沼純一先生、辻内琢也先生、余語琢磨先生から貴重な意見をいただいた。先生方からのアドバイスがなければ、本書はこのような形に完成していなかっただろう。

また、本書の調査にあたって患者団体「アトピーフリーコム」、認定NPO法人「アトピッ子地球の子ネットワーク」の活動に参加させてもらいながら、さまざまな患者や医師と出会うことができた。両団体が活動を続け、人々の輪を広げている常日頃の努力にこの調査は多くを負っている。改めて両団体に敬意を表する。また、1時間以上に及ぶインタビューを快く引き受けてくれた患者、医師、すべての方に心から感謝申し上げたい。

さらに、年末の忙しい時期に突然原稿を送ったにもかかわらず、それを読んで本書の刊行を快諾してくださった新曜社の塩浦暲社長にも厚くお礼申し上げる。

最後に、本書の執筆を温かく励まし続けてくれた両親と夫のマシュー、本書の校正中に元気良く生まれてきてくれた娘の彩希に感謝を込めて本書を捧げる。

2015年3月　東京都八王子市にて

牛山美穂

注

［1］皮膚の炎症に用いられるステロイドは、糖質コルチコイド成分のステロイドであり、ドーピング問題で話題になる筋肉増強剤のアナボリックステロイドとはまた別のものである。

［2］ある薬が医薬品として認可されるためには、厚生労働省の定める基準を満たす必要があるが、治験とはその認可を得るために行う臨床試験のことである。治験で十分な有効性や安全性が確認できなければ、医薬品として認可されない。

［3］12の名称とは、Eczema, Atopic eczema, Infantile eczema, Eczéma constitutionnel, Flexural eczema, Prurigo Besnier, Allergic eczema, Childhood eczema, Lichen Vidal, Endogenous eczema, Spätexudatives Ekzematoid, Neurodermatitis である［Williams 2000: 10］。

［4］23のマイナーな症状は、1 乾皮症、2 魚鱗癬、3 即時型皮膚反応陽性、4 血清 IgE の増加、5 若年齢層の発症、6 皮膚の感染症にかかりやすいこと、7 不特定の手または足の皮膚炎にかかりやすいこと、8 乳首の湿疹、9 口唇炎、10 再発性の結膜炎、11 ダニーモーガン眼窩下のしわ、12 円錐角膜、13 前嚢下白内障、14 眼窩の黒ずみ、15 顔面蒼白／顔面紅斑、16 白色粃糠疹、17 前頸部のしわ、18 汗による掻痒、19 羊毛および脂質溶媒アレルギー、20 毛孔性角化、21 食物不耐性、22 環境／感情要因によ

る症状の変化、23　白色皮膚描記症／遅延白色化である［Williams 2000: 11］。

［5］「増悪」（exacerbation）とは、症状など状態が悪くなることを指す言葉である［伊藤・井村・高久 2009: 1047］。

［6］「寛解」（remission）とは、治療により疾患の異常所見が消失し、正常機能が回復した状態をいう［伊藤・井村・高久 2009: 484］。

［7］しかし、いくつかの患者団体や脱ステロイド医は、標準治療のガイドライン策定は事態の改悪だと反論する。ステロイドを使用することによって、症状がコントロールされるようになりＱＯＬ（Quality of Life）が向上した患者は増えたかもしれないが、長期的にステロイドを使用すること自体が問題で、それにより、アトピー性皮膚炎が治らず、ステロイドもそのうち効かなくなってきてしまう患者がさらに増えていくだろうと考えているからである［深谷 2010］

［8］ホメオパシーの治療家をホメオパスと呼ぶ。ホメオパシーとは「同種療法」とも呼ばれる治療法で、自分が罹っている症状と同種の症状を引き起こす物質を水に希釈させ、それをレメディと呼ばれる砂糖玉に染み込ませたものを飲むことで、体の自然治癒力を引き起こし病気を治すというものである。

［9］イギリスでインタビューした二人の日本人（道明と道絵）も表2に含めた。

［10］オステオパシーとは、１８７４年にアメリカ人医師アンドリュー・テイラー・スティルにより創始された治療法である。筋骨格系と内臓機能は密接に結びついているという考えのもと、筋骨格系を手技により矯正することで、身体のさまざまな不調を解消することを目指す。

［11］リンデロンは、ステロイド外用薬のなかで、１群（もっとも強い）から5群（弱い）まで強度があるうち、

３群の「強い」にあたる。

［12］デルモベートは、ステロイド外用薬５群の「もっとも強い」に分類される。

［13］ただし、専門家の間での正統性を勝ち得るためにはこうした方向性が必要だが、それを担うのは、科学者の素養を持った患者や、脱ステロイド医といった、専門家の立場に近い人々が主体であるという点は注意しておかねばならない。

引用文献

〈日本語文献〉

NPO法人日本アレルギー友の会 (2010)『患者だからわかるアトピー性皮膚炎 ── 素朴な疑問から治療法まで』小学館

赤城智美 (2005)『アレルギーと楽しく生きる』現代書館

──── (2006)『アトピー性皮膚炎の体験を語る ── おとなになった患者たち』特定非営利活動法人アトピッ子地球の子ネットワーク

アトピー・ステロイド情報センター (1999)「アトピー・ステロイドに関するアンケート調査 ── 調査報告書」アトピー・ステロイド情報センター

荒井政治 (1994)『広告の社会経済史』東洋経済新報社

安藤直子 (2008)『アトピー性皮膚炎患者1000人の証言』子どもの未来社

池田光穂 (1995)「非西洋医療」『現代医療の社会学』黒田浩一郎（編）世界思想社, pp.202-224.

伊藤正男・井村裕夫・高久史麿 (2009)『医学書院　医学大辞典　第2版』医学書院

上田宏 (1998)「アトピー性皮膚炎は増加したか」『アトピー性皮膚炎』（吉田彦太郎編著）日本評論社, pp.27-38.

上野千鶴子 (2011)『ケアの社会学 ── 当事者主権の福祉社会へ』太田出版

浮ヶ谷幸代 (2004)『病気だけど病気ではない ── 糖尿病とともに生きる生活世界』誠信書房

江崎ひろこ (1988)『顔つぶれても輝いて ── ステロイド軟膏禍訴訟6年の記録』生きぬく力を翼に託して・翼シリーズ 15, 一光社

大貫恵美子 (1985)『日本人の病気観 ── 象徴人類学的考察』岩波書店

金丸弘美 (1996)『アトピーに克つネットワーク』廣済堂出版

クラインマン, アーサー (1996)『病いの語り ── 慢性の病いをめぐる臨床人類学』（江口重幸・五木田紳・上野豪志訳）誠信書房

グリーンハル, トリシャ . ブライアン・ハーウィッツ (2001)「なぜ物語りを学ぶのか？」『ナラティブ・ベイスト・メディスン ── 臨床における物語りと対話』（トリシャ・グリーンハル・ブライアン・ハーウィッツ編, 斎藤清二・山本和利・岸本寛史訳）金剛出版, pp.3-17.

黒田浩一郎 (2000)「民間医療と正統医療の地政学的『関係』」『文化現象としての癒し ── 民間医療の現在』（佐藤純一編）メディカ出版, pp.143-184.
児玉善仁 (1998)『〈病気〉の誕生 ── 近代医療の起源』平凡社
佐藤健二 (2008)『患者に学んだ成人型アトピー治療 ── 脱ステロイド・脱保湿療法』柘植書房新社
佐藤純一 (2000a)「民間医療のトポロジー」『文化現象としての癒し ── 民間医療の現在』（佐藤純一編）メディカ出版, pp.1-36.
──── (2000b)「『治る』と『効く』を語ること ── 民間医療の有効性」『文化現象としての癒し ── 民間医療の現在』（佐藤純一編）メディカ出版, pp.247-284.
──── (2000c)「民間医療に明日はあるか？ ── 民間医療の未来学」『文化現象としての癒し ── 民間医療の現在』（佐藤純一編）メディカ出版, pp.285-306.
スエトニウス（1996）『ローマ皇帝伝（上）』（国原吉之助訳）岩波書店
住吉純子 (1996)『ステロイドを止めた理由 ── 離脱体験者35人による証言』つげ書房新社
武内和久・竹之下泰志 (2000)『公平・無料・国営を貫く英国の医療改革』集英社
竹原和彦 (2000)『アトピービジネス』文藝春秋
玉置昭治 (2008)『二人三脚で治すアトピー ── 治療の最前線から』清風堂書店
柘植あづみ (2004)「『治すこと』をめぐる葛藤 ── 先端医療のオルタナティヴについて考える」『現代医療の民族誌』（近藤英俊・浮ヶ谷幸代編）明石書店, pp.123-163.
辻内琢也 (2004)「ポストモダン医療におけるモダン ── 補完代替医療の実践と専門職化」『現代医療の民族誌』（近藤英俊・浮ヶ谷幸代編）明石書店, pp.183-224.
辻内琢也・中上綾子・谷口礼 (2009)「医療人類学から見た補完代替医療の世界」『病院』*68*(11), 919-923.
中川秀巳 (2005)「アトピー性皮膚炎治療の目的とは何か」『アトピー性皮膚炎治療の実際 ── プロトピック軟膏使用法を含めて』（中川秀巳編）診断と治療社, pp.1-8.
波平恵美子 (1985)「宗教と病気」『理想』*630*(11), 113-119.
───── (1987)「伝統的治療行動と近代医学の接点」『日本保健医療行動科学会年報』*2*, 150-163.

――――― (1990)『病と死の文化 ― 現代医療の人類学』朝日新聞社
――――― (2010)『質的研究の方法 ― いのちの〈現場〉を読みとく』春秋社
ファン・ヘネップ (2012)『通過儀礼』(綾部恒雄・綾部裕子訳) 岩波書店
深谷元継 (1999)『ステロイド依存 ― ステロイドを止めたいアトピー性皮膚炎患者のために』柘植書房新社
――――― (2010)『ステロイド依存〈2010〉 ― 日本皮膚科学会はアトピー性皮膚炎診療ガイドラインを修正せよ』医薬ビジランスセンター
藤澤重樹 (2004)『アトピー治療革命』永岡書店
―――― (2012)「『脱ステロイド』とは ― その本質は」『匠に学ぶ皮膚科外用療法 ― 古きを生かす, 最新を使う』(上出良一編) 全日本病院出版会, pp.157-162.
フリードソン, エリオット (1992)『医療と専門家支配』(新藤雄三・宝月誠訳) 恒星社厚生閣
古江増隆・佐伯秀久・古川福実・秀道広・大槻マミ太郎・片山一朗・佐々木りか子・須藤一・竹原和彦 (2009)「アトピー性皮膚炎診療ガイドライン」『日本皮膚科学会誌』*119*(8): 1515-1534.
米国医師会 (2000)『アメリカ医師会がガイドする代替療法の医学的証拠』(田村康二訳) 未来工房
ベック, ウルリヒ (1998)『危険社会 ― 新しい近代への道』(東廉・伊藤美登里訳) 法政大学出版局
ポーター , ロイ (1993)『健康売ります ― イギリスのニセ医者の話 1660-1850』(田中京子訳) みすず書房
松繁卓哉 (2010)『「患者中心の医療」という言説 ― 患者の「知」の社会学』立教大学出版会
村岡潔 (2000)「民間医療のアナトミー」『文化現象としての癒し ― 民間医療の現在』(佐藤純一編) メディカ出版, pp.37-76.
村上陽一郎 (2002)「新しい医師・患者関係」『日本医学会100周年記念シンポジウム記録集』日本医学会, pp.6-10.
山本昇壯・河野陽一 (2006)『アトピー性皮膚炎診療ガイドライン2006』協和企画
ラトゥール, ブルーノ (1999)『科学が作られているとき ― 人類学的考察』(川崎勝・高田紀代志訳) 産業図書

〈英語文献〉

Arksey, Hilary (1998) *RSI and the Experts: The Construction of Medical Knowledge*. London: UCL Press.

Cant, Sarah & Ursula Sharma (1999) *A new medical pluralism?: Alternative medicine, doctors, patients and the state*. UCL Press.

Charman, C. R. (2000) Topical corticosteroid phobia in patients with atopic eczema. *British Journal of Dermatology, 142*: 931-936.

Epstein, Steven (1996) *Impure Science: Aids, Activism, and the politics of knowledge*. Berkeley, Los Angeles, London: University of California Press.

Fukaya, Mototsugu, Kenji Sato, Mitsuko Sato, Hajime Kimata, Shigeki Fujisawa, Haruhiko Dozono, Jun Yoshizawa & Satoko Minaguchi (2014) Topical steroid addiction in atopic dermatitis. *Drug, Healthcare and Patient Safety, 6*: 131-138.

Furue, Masutaka, H. Terao, W. Rikihisa, K. Urabe, N. Kinukawa, Y. Nose & T. Koga (2003) Clinical dose and adverse effects of topical steroids in daily management of atopic dermatitis. *British Journal of Dermatology, 148*: 128-133.

Hoare C., A Li Wan Po & H. Williams (2000) Systematic review of treatments for atopic eczema. *Health Technology Assessment,* 4(37), 1-191.

Janzen, John M. (1978) *The quest for therapy in Lower Zaire*. Berkeley: University of California Press.

Jordan, Sue (2003) *A members' guide to the management of atopic eczema in adults*. London: National Eczema Society.

Kay, J., Gawkrodger, D. J., Mortimer, M. J. et al. (1994) The prevalence of childhood atopic eczema in a general population. *Journal of American Academy of Dermatology, 30*: 25-9.

Leslie, Charles. (1974) Pluralism and integration in the Indian and Chinese medical systems. In Arthur Kleinman, Peter Kunstadter, E. Russell Alexander & James L. Gale (eds.), *Medicine in Chinese cultures: Comparative studies of health care in Chinese and other societies*. U.S. Government Printing Office, pp.401-417.

O'Connor, Bonnie Blair (1995) *Healing traditions: Alternative medicine and the health professions*. Philadelphia: University of Pennsylvania Press.

Primary Care Dermatology Society & British Association of Dermatologists (2009) Guidelines for the management of atopic eczema. *Skin, 39*: 399-402.

Rapaport, Marvin & Mark Lebwohl (2003) Corticosteroid addiction and withdrawal in the Atopic: The red burning skin syndrome. *Clinics in Dermatology, 21*: 201-214.

Schultz Larsen, F. & Hanifin, J. M. (1992) Secular change in the occurrence of atopic dermatitis. *Acta Derm Venereol (Stockholm), Suppl.176*, 7-12.

Weitgasser, H. & SJ. Yawalkar. (1983) Clinical evaluation on the long-term use of halometasone ointment in chronic eczema and psoriasis. *Journal of international medical research, 11*, 34-37.

Williams, Hywel C. (2000) What is atopic dermatitis and how should it be defined in epidemiological studies? In Williams, Hywel C. (ed.), *Atopic dermatitis: The epidemiology, causes, and prevention of atopic eczema*. Cambridge: Cambridge University Press.

Williams H., Robertson C., Stewart A., et al. (1999) Worldwide variations in the prevalence of symptoms of atopic eczema in the International Study of Asthma and Allergies in Childhood. *Journal of Allergy and Clinical Immunology, 103*: 125-138.

Zollman, Catherine & Andrew Vickers (1999) ABC of complementary medicine: Complementary medicine and the patient. *British Medical Journal, 319*: 1486-1489.

〈インターネット資料〉

アトピッ子地球の子ネットワーク　http://www.atopicco.org/　(2015/1/6アクセス)

厚生労働省 (2011)「患者調査（疾病分類編）」 http://www.mhlw.go.jp/toukei/saikin/hw/kanja/10syoubyo/dl/h23syobyo.pdf（2015/1/6アクセス）

British Association of Dermatologists Patient Information Leaflet (2009)'Atopic Eczema' http://www.bad.org.uk/（2015/1/6アクセス）

National Institute for Clinical Excellence (2004)'Frequency of application of topical corticosteroids for atopic eczema'　http://www.nice.org.uk/guidance/index.jsp?action=byID&r=true&o=11540（2015/1/6アクセス）

Scottish Intercollegiate Guidelines Network (2011) Management of atopic eczema in primary care: A national clinical guideline.　http://www.sign.ac.uk/pdf/sign125.pdf（2015/1/6アクセス）

Thomas, Kate et al. (1995) National Survey of Access to Complementary Health Care via General Practice. Sheffield University, Medical Care Research Unit.　http://www.shef.ac.uk/content/1/c6/07/96/92/MCRU % 20access1 % 201995.pdf（2012/3/7アクセス）

著者プロフィール

牛山美穂（うしやま　みほ）

早稲田大学大学院文学研究科修士課程修了後、早稲田大学助手を経てロンドンに渡り、ユニバーシティ・カレッジ・ロンドンで医療人類学コース修士課程修了。2013年に早稲田大学大学院文学研究科にて博士号（文学）取得。現在、早稲田大学高等研究所助教。専門は文化人類学および医療人類学。

日本語での主な論文に、「治らない病気と多元的な治癒：アトピー性皮膚炎の事例から」『生活学論叢』第20巻, 2011. がある。

新曜社

ステロイドと「患者の知」

アトピー性皮膚炎のエスノグラフィー

初版第1刷発行　2015年5月1日

著　者　牛山美穂

発行者　塩浦　暲

発行所　株式会社　新曜社

101-0051　東京都千代田区神田神保町3－9

電話（03）3264－4973（代）・FAX（03）3239－2958

e-mail : info@shin-yo-sha.co.jp

URL : http://www.shin-yo-sha.co.jp

組　版　Katzen House

印　刷　新日本印刷

製　本　イマヰ製本所

ISBN978-4-7885-1425-6 C1036